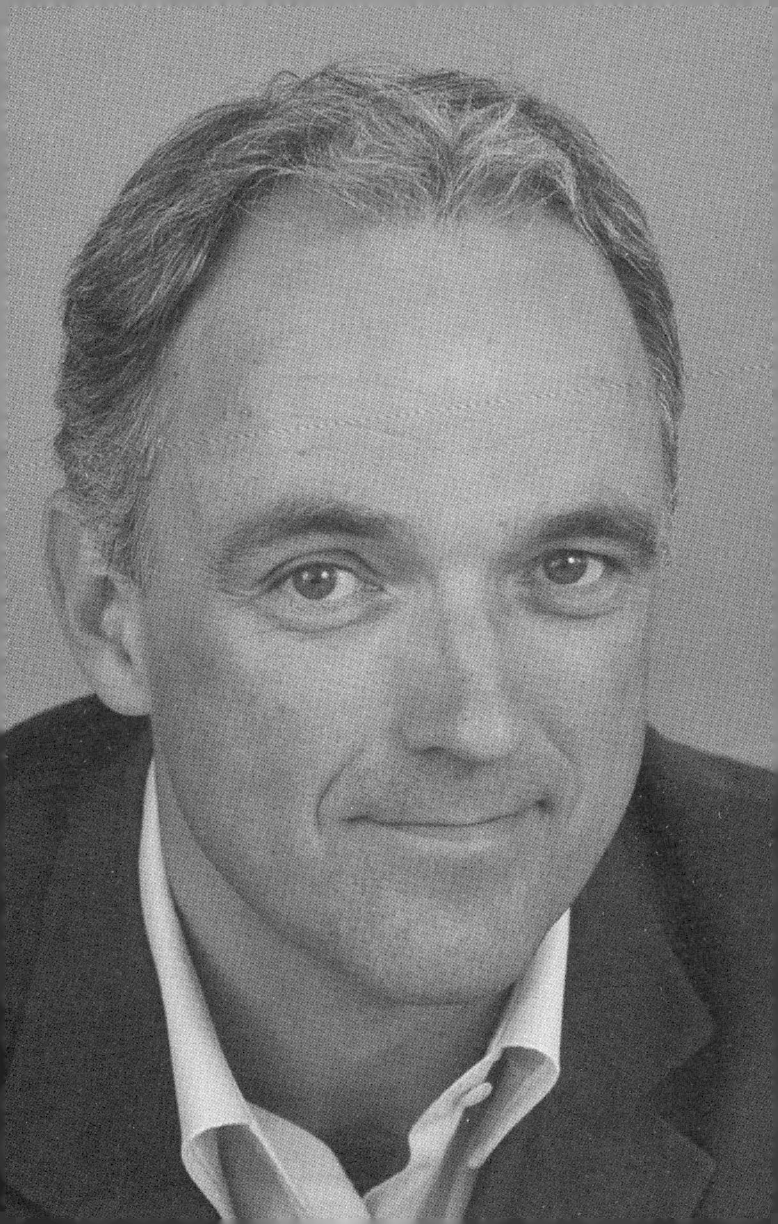

Werner Bartens
Es reicht!

Schluss mit den falschen Vorschriften.
Eine Polemik

weissbooks.w

Es reicht!

»... denn das Zeug, dessen ich mir automatisch sicher bin, erweist sich großenteils als total falsch und irreführend. Ich habe das auf die harte Tour gelernt.«

David Foster Wallace

Statt eines Vorworts: Ernste Warnung vor Warnhinweisen

Nein, es ist meistens nicht mal gut gemeint. Und erst recht nicht gut gemacht. Was man alles beachten soll! Was angeblich alles falsch, bedrohlich und gefährlich ist! Daraus ergeben sich eine Menge Empfehlungen, Ratschläge und Vorschriften. Einfach so vor sich hin zu leben, ist offenbar nicht mehr möglich. Kein Tag, keine Tätigkeit, kein Zustand ohne Gebrauchsanweisung: Trinken, bevor der Durst kommt, fünfmal täglich Obst oder Gemüse, Haare föhnen im Winter, nicht mit vollem Bauch schwimmen, vor dem Sport dehnen und natürlich den Schlaf vor Mitternacht finden. Lieber früher erkannt als zu spät behandelt. Lieber einmal zu viel als einmal zu wenig. Unsinn. Quatsch. Määäh. Klingt zwar oft gut, stimmt aber selten. Und wird nicht besser dadurch, dass es alle nachblöken.

Worum es in erster Linie geht, wenn Empfehlungen erteilt und Vorschriften gemacht werden: darum, andere einzuschüchtern, ihnen Angst einzuflößen und die eigene Macht zu demonstrieren. Seht her, ich weiß genau Bescheid, was für dich gut ist und was dir zu deinem Glück noch fehlt! Ich zeige dir, wer was zu sagen hat und wer das letzte Wort behält.

Ständige Ermahnungen kennt bereits jedes Kind; es hört aber leider auch dann nicht auf, wenn man erwachsen ist: weniger Fett essen, aber dafür ein paar zusätzliche Vitamine. Weniger Zeit vor dem Computer oder Fernseher verbringen, sich dafür mehr bewegen. Das macht die Zähne hart. Und den Bauch flach. Und stärkt die Widerstandskräfte. Und setzt kreative Energien frei.

Lasst mich zufrieden.
Ich will das nicht.
Schluss jetzt!
Aufhören!

Meine Widerstandskräfte sind schon lange angestachelt – auch ohne das Beste aus einem Liter Milch, ohne Rohkost und schadstoffarme Büßerhemden.

Durch unsinnige Vorschriften, Empfehlungen und gut gemeinte Ratschläge. Denn irgendwann stellt sich jeder, der nicht komplett eingeschüchtert oder bereits eingeschläfert ist, ein paar ganz grundsätzliche Fragen zu dem permanenten Bevormundungsterror: Ist das wirklich so? Stimmt das denn überhaupt? Und wer es genau wissen will, der fragt wie ein neugieriges Kind, das nicht glaubt, was ihm die Erwachsenen auftischen: Woher wisst ihr das eigentlich? Wo ist der Beweis?

Als ich im Alter von elf, zwölf Jahren im Winter auf den Bus wartete, redete unvermittelt ein älterer grantiger Herr an der Haltestelle auf mich ein. »Mütze anziehen«, herrschte er mich an. »Sonst friert die Gehirnflüssigkeit ein.« Er sagte das so eindringlich und bedrohlich, dass ich in jenem Moment tatsächlich dachte, meine Hirnwindungen würden vereisen, wenn ich nicht sofort meine verhasste Bommelmütze aufsetzen würde. Gehirnflüssigkeit? Was war das überhaupt? Ich hatte zunächst gar nicht die Zeit, darüber nachzudenken, denn der verbohrte, unendlich missmutige Gesichtsausdruck des Mannes schüchterte mich ein, und es dauerte eine ganze Weile, bis ich seine Warnung als das entlarvte, was sie war: grober Unfug – gepaart mit dem überheblichen Gestus des Besserwissers und der Schlaumeierei des Alters. Aber alt wird auch ein Esel.

In der australischen Wüste, mitten im Niemandsland, an einer gottverlassenen Kreuzung steht ein Schild. Darauf aber steht geschrieben: Es ist verboten, auf dieses Schild zu schießen. Dieses absurde Signal kennzeichnet ganz gut die wahre Botschaft, die es hinter etlichen Ratschlägen, Warnhinweisen und Vorschriften zu entziffern gilt: Es geht um die Demonstration von Macht und Ordnung, es geht um den Bückling vor der Autorität, so widersinnig die angeordneten Ratschläge auch sein mögen. Zeigen, wo es lang geht – auch wenn niemand nach dem Weg fragt. Behaupten, was verboten sein soll, auch wenn das Verbot seine windschiefe Existenzberechtigung allein daraus bezieht, dass es aufgestellt wurde und deshalb auch dagegen verstoßen werden kann.

Hinzu kommt: Sie wissen es doch meistens selber nicht, diese anmaßenden Wegweiser und Schlaumeier und selbsternannten Fachleute und Spezialisten. Was sie als Wissen vorgeben, ist nur der momentane Stand des Wahnsinns, getarnt als Expertenerkenntnis. Bestenfalls eine harmlose Mode, schlimmstenfalls eine lukrative Geschäftsidee mit Körperverletzung als Nebenwirkung.

Auch was vermeintlich zum Schutz ersonnen wurde, hat längst nicht immer geholfen, sondern sich immer wieder in das Gegenteil verkehrt, sprich: ist gefährlich geworden und ging mit mehr Risiken einher als gedacht. Vor Jahren kamen beispielsweise diese meist orangefarbenen Abstandhalter für Fahrräder in Mode, die seitlich am Gepäckträger angeschraubt wurden. Sparkassen verschenkten sie zum Weltspartag. Daraus wurde in kurzer Zeit Plastikschrott, der heute die Mägen von Wasservögeln auf allen Weltmeeren verstopft.

Doch vom Müllproblem abgesehen, erfüllten die ungelenken Plastikschwenkarme auch nicht ihren geplanten Zweck, nämlich die Teilnahme am Straßenverkehr für Radfahrer sicherer zu machen. Vielmehr fuhren die Autofahrer fortan näher an jene Radler heran, die einen Abstandhalter angebracht hatten – und die Radfahrer selbst schlängelten sich mit dem quietschorangen Plastik weitaus riskanter durch die Verkehrslücken, schließlich signalisierten sie ja, dass man ihnen ausweichen musste. Beide Seiten verließen sich auf den klapprigen Abstandhalter, als ob ihm magische Kräfte innewohnten und er die Rolle von Schutzengel und Airbag zugleich übernehmen konnte.

Eine übrigens ähnliche Wirkung üben auch die Helme von Radfahrern und Skifahrern aus. Ja, sie sind wichtig und sie schützen nachweislich vor schweren Verletzungsfolgen. Es ist sinnvoll, sie zu tragen, und deshalb befürworte ich Helme unbedingt, trage auch selbst einen auf der Piste. Aber leider stimmt eben auch: Andere Skifahrer und Verkehrsteilnehmer benehmen sich gegenüber Helmträgern rücksichtsloser und fahren aggressiver.

Es gibt noch eine Menge weiterer Beispiele. Etliche sind komplett unsinnig, auch wenn die ursprüngliche Idee gut war. Ich habe mich im Folgenden auf die Themen Gesundheit, Ernährung und Körper konzentriert, auch wenn es noch viele andere Bereiche gibt, in denen der Vorschriftswahn grassiert. Erstens kenne ich mich hier nach etlichen Jahren als Arzt und im Medizinjournalismus ein bisschen aus. Zweitens liegen in Gesundheitsdingen Ideologie, Bevormundung und angebliche Wissenschaft besonders nah beieinander. Hier wird den Menschen schnell und gerne ein schlechtes Gewissen gemacht und mit Hinweis auf vermeintliche Beweise aus der Forschung aller mögliche Unsinn eingeredet. Und es steckt viel Geld in diesem Sektor, sodass zahlreiche Lobbygruppen und selbsternannte Heiler darum konkurrieren, wer die beste Geschäftsidee hat. Oft gilt das Motto: Je absurder, desto lukrativer – ich schwanke noch, ob ich *Schlank-im-Schlaf* oder die Entschlackungsmode für dummdreister halten soll.

Aber die Leute glauben ja gerne den allerneuesten Quatsch, ob es sich um die Diät nach Blutgruppen oder Mondphasen, um Detox-Wochenpläne oder den letzten Clou aus den PR-Abteilungen der Pharmafirmen handelt. Da viele Menschen das Gefühl haben, entfremdet von ihren natürlichen Lebensgrundlagen (wo immer die noch zu finden wären) ein fremdbestimmtes Leben im fahlen Schein der Monitore zu führen, haben sie das dringende Bedürfnis, etwas »für sich« tun zu müssen. Overworked and underfucked – und das bei schlechten Eisenwerten. Gestresst und strapaziert fallen sie dann auf jeden Scharlatan herein, der ihnen Entspannung, Entgiftung und einen ausgeglichenen Säure-Basen-Haushalt verspricht. Aber urteilen Sie selbst.

Immer in Bewegung bleiben

Unablässig wird der längst sesshaft gewordenen Bevölkerung empfohlen, sich mehr zu bewegen und joggend im Wald das Niederwild aufzuscheuchen. Ist ja so gesund und so wichtig, um im Vollbesitz seiner geistigen wie körperlichen Kräfte alt zu werden. Neuerdings wird sogar der Einfluss von Sportprogrammen auf Krebskranke untersucht. Als ob die nichts anderes im Kopf hätten und nicht schon genug mit Operation, Bestrahlung und Chemotherapie gefordert sind.

Nicht jeder kann Risiken so nüchtern abwägen wie Niklas Luhmann. »Man jagt sich Tag für Tag durch den Wald, um gesund zu bleiben, und stürzt schließlich mit dem Flugzeug ab«, schrieb der Soziologe in seiner, nun ja, *Soziologie des Risikos.* Es geht aber gar nicht um nüchterne Abwägung, sondern um

Glauben. Die Kirchen sind leer, die Wartezimmer voll. Längst ist Arbeit am Wohlbefinden zum Religionsersatz geworden. Unklar ist, ob Fitness-Center oder Ambulanzen als die Kathedralen der Moderne dienen. Crosstrainer, Blutgruppen-Diät und Power-Fasten sind auf jeden Fall ziemlich geeignete Trimm-dich-Stationen auf dem Vorsorge-Parcours zwischen Himmel und Hölle.

Kein Tier treibt Sport. Aber auf der Suche nach innerer Ruhe hetzen sich die Menschen nicht nur im Beruf, sondern auch in ihrer Freizeit ab. Millionen Hobbysportler setzen sich diversen Risiken aus. Bewegung ist zwar die natürlichste Sache der Welt, doch sogar diejenigen, die regelmäßig Sport treiben, verhalten sich in der Mehrzahl unvernünftig. Sportmediziner haben ermittelt, dass 60 Prozent der Hobbyläufer zu schnell rennen. 60 Prozent, deutlich mehr als die Hälfte! Weil sie nicht genügend oft zum Joggen kommen, spornen sie sich zu Exzessen an und übertreiben. Gut tut ihnen das nicht: Wer Ausdauersport zu schnell, zu oft oder zu viel betreibt, bringt sich um den Trainingseffekt und riskiert zudem schnellen Verschleiß, chronische Erschöpfung und Schäden am Herz.

Dabei ist unbestritten, dass Ausdauersport die Gesundheit fördern und das Leben verlängern kann – allerdings nur, wenn er richtig und regelmäßig betrieben wird. Empfohlen werden dreimal in der Woche 45 Minuten Bewegung oder länger. Und zwar weit unter der maximalen Belastungsgrenze. Bis zu acht Jahre Lebenszeit können auf diese Weise durch maßvolles Laufen, Schwimmen, Rudern oder Radfahren gewonnen werden, wenn man es immer wieder tut. Man sollte diesen Einsatz aber sorgsam abwägen und den Sport wirklich mögen. Schließlich gilt die Rechnung: Die zusätzliche Lebenszeit geht für das Training drauf.

Ich hatte vor ein paar Jahren das Vergnügen, den großartigen Kardiologen und Friedensnobelpreisträger Bernard Lown einen Nachmittag lang zu sprechen. Er hat einst den Defibrillator erfunden und »nach Lown« ist die Einteilung der Herzrhythmusstörungen benannt. Ein politischer Kopf, sozial engagiert, der mit kämpferischen Texten und Vorträgen für ein besseres Gesundheitswesen eintritt. Irgendwann fragte ich den Harvard-Mediziner, ob er als Herzexperte denn seinen Patienten immer Sport empfohlen habe. »Natürlich bin ich für Sport«, sagte Lown in seinem sonoren John-Wayne-Bass. »Aber nur, wenn es den Leuten auch Spaß macht. Denn das ist das Wichtigste und das Gesunde am Sport, die gute Laune, die gehobene Stimmung – es gibt kein besseres Antidepressivum als Bewegung. Und das ist dann wiederum gesund für das Herz.«

Die vielen Freizeitläufer, die verbissen Runde um Runde drehen und sich grämen, wenn sie zu selten, zu langsam oder zu kurze Zeit laufen, scheinen das nicht zu beherzigen. Gutes tun sie sich damit nicht.

Die Wissenschaft vom gesunden Essen

Es gab einmal eine Zeit, da hat das Essen noch Spaß gemacht. Die Älteren werden sich vielleicht erinnern: Damals prahlten die Joghurts, Softdrinks und Brotaufstriche im Supermarkt noch nicht damit, wie cholesterinreduziert, fettarm oder vitaminreich sie seien. Gekauft wurde, wozu man Geld und Lust hatte. Gegessen wurde, was auf den Tisch kam, auch fette Braten, schwere Saucen, Sahnetorten und andere Kalorienbomben.

Irgendwann gegen Ende der 70er-Jahre hat sich dann die Wissenschaft des Essens bemächtigt: Heerscharen von Lebensmittelchemikern und Haushalts- und Ernährungswissenschaftlern zerlegten das Essen, bis es ungenießbar wurde. Aus Essen wurden zunächst Nahrungsmittel, aus Nahrungsmitteln dann

Eiweiße, Fette und Kohlenhydrate. Daraus bastelten Ernährungswissenschaftler lustige Pyramiden, in die sie Essenssymbole packten. Das sah ja auch ganz nett aus, wenn sie Brot und Getreide, Milch und Wurst, Gemüse und Obst neben- und übereinandertürmten.

Doch das Essen wurde immer weiter zerlegt. Plötzlich wimmelte es auf dem Teller von Transfetten, Acrylamiden, Isoflavonoiden, Polysacchariden, Carotinoiden und Tausenden anderen, bedrohlich klingenden Substanzen, die meist auf -iden enden. Die Wissenschaft hat unser Essen in seine molekularen Einzelheiten aufgespalten – und das ist uns nicht gut bekommen.

Ein australischer Soziologe hat den Siegeszug der Ernährungswissenschaften über Nahrung und Konsumenten als Nutritionismus bezeichnet. Wie alle Ismen verheißt der Begriff nichts Gutes. Seither belästigen uns Laien wie professionelle Gesundbeter ungefragt mit Empfehlungen zu gesundem Essen und wollen uns weismachen, dass Brokkoli Krebs verhindert, Algen den Haarausfall stoppen und Olivenöl aus einer bestimmten apulischen Südlage die Koronarien frei pustet.

Es gibt spekulative Theorien, warum Essen nach Blutgruppen, Mondphasen oder Schlafverhalten, Trennkost, Glyxdiäten oder Low-Carb den effektivsten Gewichtsverlust verspricht. Kein Apothekenheftchen ohne Ernährungstipps, kein Ferienhotel ohne Wellnessmenü nach DR. Saftlmoser oder einem anderen alpenländischen Scharlatan, keine Buchhandlung ohne übergewichtige Regalmeter, die unter der Last der Diätratgeber einzukrachen drohen. Nachdem jahrelang versucht wurde, uns mit wissenschaftlichen Erkenntnissen den Appetit zu verderben, sollte die Ernährungsforschung endlich zugeben, dass sie gar nicht genau weiß, was gesund ist. Tendenziell gilt: Es kann nicht schaden, sich nicht zu fett, nicht zu süß und nicht zu üppig zu ernähren – und mehr Grünzeug als tote Tiere zu essen.

Aber nicht einmal das ist richtig belegt, und auch diese Binsenweisheiten aus der Küche garantieren nicht automatisch ein langes, gesundes Leben. Die einzig gesicherte Erkenntnis lautet: Essen ist tödlich – denn alle, die ihr Leben lang gegessen haben, sind irgendwann auch gestorben. Dabei kann man sein Essen sorgenfrei genießen und trotzdem länger und gesünder leben. Man muss dazu nur in Maßen das essen, was einem schmeckt.

Wenn Sie auf der Schwäbischen Alb oder im Münsterland wohnen, müssen Sie nicht die Rituale der Inuit nachahmen und rohes Seehundfleisch verzehren – auch wenn Sie aufgeschnappt haben, dass dieses reichlich Omega-3-Fettsäuren enthält. Sie müssen auch nicht Kefir trinken wie die Bulgaren, Maniok essen wie die Buschmänner oder an einer Yamswurzel herumkauen. Auch wenn Sie in einer Frauenzeitschrift gelesen haben, dass eine Schauspielerin auf diese Ernährungsweise schwört – es bringt nichts. Denn egal, ob die Diät aus Kreta, den transsilvanischen Alpen oder aus dem ewigen Eis stammt: Es kommt nicht darauf an, was gegessen wird, sondern wie.

Bleiben Sie bei Schäufele mit Spätzle oder bei Grünkohl mit Pinkel. Sie haben sehr viel für Ihre Gesundheit getan, wenn Sie Ihre regionalen Spezialitäten so genussvoll wie ein kretischer Hirte, genügsam wie ein Eskimo nach der Robbenjagd oder ausgelassen mit guten Freunden wie am Mittelmeer zu sich nehmen. Es ist wichtiger, welchen Stellenwert als welchen Nährwert das Essen hat.

Kurzer Blick über die Grenze: Was nehmen denn die in Ernährungsfragen als ach so vorbildlich geltenden Franzosen bitteschön zu sich? Wildschwein, Gänseleber, Rillette, Baguette, Croissant und Unmengen von Wein – alles Dinge, die nach herkömmlicher Ernährungslehre schwer und fett sind und die Arterien zukleistern müssten. Liegt es womöglich an den Fröschen und Schnecken auf dem französischen Speiseplan, deren Wirkung als Gefäßöffner bislang nur noch nicht ausreichend erforscht wurde?

Nein, es ist vielmehr die Bedeutung, die dem Essen und dem gemeinsamen Mahl zugeteilt wird, die französische Herzen und Adern schont. Es wird zelebriert, gemeinsam am Tisch zu sitzen und Speisefolgen aufzutragen, ausgelassen zu sein und zu genießen. In vielen deutschen Kliniken wird verfetteten, vereinsamten Menschen mit verkalkten Gefäßen stereotyp eine »mediterrane Ernährung« empfohlen. Wer sich jeden Tag missmutig ein paar Löffel kalt gepresstes Olivenöl einflößt, der wird davon gewiss keinen gesundheitlichen Nutzen haben. Besser würde auf dem ärztlichen Rezept stehen: »Laden Sie ein paar Freunde zu Schweinebraten, Nudelauflauf oder Eintopf zu sich nach Hause ein.«

Vermeiden sie Nahrungsmittel, die sich als gesund anpreisen

Die Kartoffeln, die auf dem Marktstand oder am Eingang des Supermarktes herumliegen, sind stumm. Sie sind schüchtern und preisen sich nicht selbst an – ebensowenig wie der Wirsingkohl, die Karotten, Kohlrabi oder Äpfel. Auf ihnen findet sich kein Etikett, das ihren hohen Vitamin-, Mineral- oder Ballaststoffgehalt verkündet. Ein paar Regale weiter schreit es dem Käufer hingegen schrill entgegen. Hier gibt es: Bonbons, die den Vitaminbedarf einer kompletten Fußballmannschaft decken, Fruchtjoghurt, der alles Wichtige aus einem Liter Milch enthält, Chips, die fett- und salzreduziert sind und trotzdem Unmengen an Kalzium, Magnesium und ein paar weitere unaussprechliche Wohltaten beinhalten.

Durch diesen Parcours der Selbstanpreisungen kommen Sie ganz einfach: Kaufen Sie nichts, was Sie nicht aussprechen können, was Ihnen unbekannt vorkommt oder was laut Verpackung mehr als drei gesunde Inhaltsstoffe enthält. Angeblich gesunde Zutaten und Inhaltsstoffe braucht ihr Körper nicht, auch nicht »die fünf lebenswichtigen Bausteine in Nutella«. (Wenn es Ihnen schmeckt, sollten Sie es allerdings sehr wohl essen – ich mag übrigens seit einiger Zeit lieber Nusspli.)

Lebensmittelchemiker, Produktdesigner und Geschmacksentwickler haben es geschafft, aus Getreide, Gemüse, Fisch, Fleisch und Milch seltsame Mischprodukte zu fabrizieren, deren Inhalt nach Bedarf kombiniert werden kann. Sie stammen nicht vom Feld oder aus dem Stall, sondern aus dem Labor. Wer im Supermarkt kauft, hat sich gewöhnt an Obstsäfte ohne Obst, Müsliriegel ohne Getreide und Kaffeesahne ohne Milch.

Wenn, wie bei Fischstäbchen oder Fertigsuppen, nicht immer zu erkennen ist, worum es sich handelt, zeigt die Verpackung, was drin sein soll. Als Faustregel kann gelten: Je weiter das angebotene Erzeugnis von dem Nahrungsmittel entfernt ist, das es darstellen soll, desto größer die Wahrscheinlichkeit, dass es industriell bearbeitet ist und Geschmacksverstärker, Aromastoffe, Unmengen Zucker, Konservierungsmittel und einen Mix an Vitaminzusätzen und anderem Unfug enthält. Überlegen Sie, ob Ihre Oma oder Uroma vor 80 Jahren diese Erzeugnisse für etwas Essbares gehalten hätte.

Das Salz in der Suppe

Seit Jahrzehnten warnen Ärzte wie Laien vor einem zu hohen Salzkonsum, weil dadurch angeblich der Blutdruck steigen würde. Eltern ermahnen ihre Kinder, nicht zu viel zu salzen. Unter Erwachsenen nimmt kaum einer diese Orakel noch ernst, und nur selten wird mit skeptischen Blicken und strengen Worten an mögliche Gesundheitsgefahren erinnert, wenn beim Essen mit dem Salzstreuer nachgewürzt wird. Es ist unbestritten, dass erhöhter Blutdruck die Wahrscheinlichkeit für Herzkrankheiten, Schlaganfälle und andere Leiden erhöhen kann. Einerseits. Doch ob die Menge des Salzes im Essen dazu beiträgt, wird von vielen Forschern inzwischen bezweifelt.

In der Wissenschaft ist um Schaden und Nutzen des Salzkonsums eine Art Glaubenskrieg entbrannt. Auf den ersten Blick wirken die Veränderungen minimal: In verschiedenen Studien hat sich gezeigt, dass selbst starker Salzkonsum den Blutdruck nur geringfügig erhöht, oft wird der Effekt mit nur 1 bis 2 Millimeter auf der Quecksilbersäule (MMHG) Blutdruckanstieg angegeben. Bei älteren Menschen verändert sich der Blutdruck zwar etwas stärker, er steigt bei massivem Salzkonsum um rund 5 MMHG an – was allerdings immer noch nicht wahnsinnig viel ist. Zudem gibt es Hinweise dafür, dass der Blutdruck bei körperlich kaum aktiven Menschen etwas stärker durch den erhöhten Salzkonsum ansteigt als bei Menschen, die sich viel bewegen.

Umgekehrt zeigt sich der gleiche geringe Effekt: Wird das Salz in der Suppe und in der übrigen Nahrung beschränkt, lässt sich der Blutdruck nur geringfügig senken. Eine besonders gründliche Überblicksstudie kam sogar zu dem Schluss, dass der Blutdruck nur um 1 MMHG fällt, wenn die tägliche Kochsalzaufnahme um durchschnittlich zwei Gramm vermindert wurde. Für die Forscher, die mehr als 3.500 Erwachsene untersucht hatten, ist das deutlich zu wenig, um sich in irgendeiner Form günstig auf Herz oder Kreislauf auszuwirken. Sie sehen auch keine Beweise dafür, dass die Menschen länger oder besser leben, wenn sie ihren Salzkonsum in der Nahrung einschränken.

Kardiologen behaupten zwar, dass selbst eine geringe Senkung des Blutdrucks die Zahl der Herzkrankheiten und Schlaganfälle weltweit vermindern könnte. Hochdruckpatienten wird daher eine Salz-Beschränkung empfohlen. Doch andere Wissenschaftler argumentieren, dass weniger Salz und geringerer Blutdruck auch schädliche Nebenwirkungen nach sich ziehen könnten: Dazu zählen etwa die vermehrte Ausschüttung von Stresshormonen, erhöhte Blutzuckerwerte und die Aktivierung des sympathischen Nervensystems, das den Körper in Alarmbereitschaft versetzt. All dies kann wiederum dazu führen, dass mehr Herzkreislaufzwischenfälle und sogar mehr Todesfälle auftreten.

Aufgeschreckt wurde die Forschergemeinde durch bereits Ende der 1990er-Jahre publizierte Langzeitstudien mit mehr als 11.000 Erwachsenen, in der die Sterblichkeit in der Gruppe mit dem höchsten Salzkonsum am niedrigsten war. Dabei wurde über Jahrzehnte behauptet, dass Salz gerade auf Herz und Kreislauf einen negativen Einfluss ausübe. Später zeigten zwar mehrere Untersuchungen, dass mit einer verringerten Salzaufnahme auch die Zahl der Herzkreislauferkrankungen zurückging. Doch dies ließ sich nie eindeutig auf weniger Salz zurückführen, die Menschen veränderten im Untersuchungszeitraum auch andere Ernährungs- und Lebensgewohnheiten, was sich günstig auf den Blutdruck und ihr Herz ausgewirkt haben könnte.

In den Industrieländern nehmen die Menschen im Durchschnitt acht bis zwölf Gramm Salz täglich auf. Fünf Gramm würden nach Einschätzung der meisten Fachleute vollkommen ausreichen. Doch selbst wenn jemand seinen Konsum einschränken wollte, würde ihm das nicht leicht fallen. Er hätte es nämlich kaum selbst in der Hand. Etwa 80 Prozent des aufgenommenen Kochsalzes sind in den Lebensmitteln bereits enthalten – besonders in Wurst, Käse und Konserven, aber auch in Fertiggerichten, Restaurant- und Kantinenessen. Das Nachsalzen am Tisch oder beim Kochen macht daher nur einen kleinen Anteil der aufgenommenen Salzmenge aus.

Es gibt zwar medizinische Fachgesellschaften, die auch für Gesunde weniger Salz empfehlen. Doch die praktische Umsetzung ist schwer und müsste vor allem die Lebensmittelindustrie einbeziehen. Da der gesundheitliche Nutzen zudem fraglich ist, gibt es bisher keinen Grund, seinen Mitessern mit strafenden Blicken zu begegnen, wenn sie beherzt zum Salzstreuer greifen.

Brokkoli gegen Krebs? Hohle Versprechen

Es gibt 5 *am Tag*-Rezepte, die Aktion 5 *am Tag in der Schule* und 5 *am Tag am Arbeitsplatz*. Atze Schröder unterstützt die Kampagne ebenso wie der unvermeidliche Johann Lafer. Gemeint ist mit der Formel, fünfmal am Tag Obst oder Gemüse zu essen – am besten jedesmal eine Hand voll, um sich vor vielen Krankheiten bis hin zu Krebs zu schützen. Der Ratschlag geht zurück auf das Jahr 1990, als die Weltgesundheitsorganisation den Menschen den Verzehr von mindestens 400 Gramm Grünzeug am Tag nahelegte, um Tumoren vorzubeugen. Diverse Krebs- und Ernährungsgesellschaften weltweit schlossen sich der Empfehlung an.

Doch was so frisch, sympathisch und gesund klingt, lässt sich wissenschaftlich kaum halten. Dass

Obst und Gemüse vor Krebs schützen, ist zwar eine schöne Vorstellung – aber allenfalls Wunschdenken. Die Belege dafür sind äußerst dünn, wie ein Forscherteam im Jahre 2010 zeigte. Leider ist Grünzeug kein Quell ewiger Gesundheit: Gemüse hat zwar ebenso wie Obst eine positive Wirkung auf die Blutgefäße, doch der oft zitierte Schutz vor Krebs ist eine Mär.

Die Wissenschaftler hatten die Lebens- und Ernährungsgewohnheiten von mehr als 470.000 Menschen aus zehn europäischen Ländern prospektiv untersucht – darunter auch Deutschland. Nach neun Jahren waren mehr als 30.000 der Teilnehmer an einem Tumor erkrankt. Jene Probanden, die täglich viel frisches Obst und Gemüse zu sich nahmen, erkrankten allerdings fast genauso häufig an Krebs wie die Menschen, die kaum Frisches aßen. Der statistische Unterschied von vier Prozent war bestenfalls als gering einzustufen – sofern er überhaupt auf die Ernährung zurückging, erkannten die Autoren. Denn Menschen, die viel Obst und Gemüse essen, treiben meist auch mehr Sport, rauchen und trinken weniger, sodass ihr Krebsrisiko auch aus diesen Gründen niedriger ausfallen kann.

Es ist durch nichts bewiesen und belegt, dass sich Krebs mit einer bestimmten Ernährung verhindern oder hinauszögern lässt. Die Idee von den gesunden Früchten scheint jedoch so überzeugend zu sein, dass die Kritik nicht gegen die von Lebensmittelkonzernen unterstützten Ernährungskampagnen ankommt. Einige Forscher hielten gar eine Senkung des Tumorrisikos um die Hälfte für möglich. Neue Forschungsinstitute wurden gegründet, um Antioxidantien, Phytochemikalien und andere Substanzen, die vermeintlich Krebszellen bekämpfen können, in den Pflanzen zu identifizieren.

Dabei hatte die Internationale Krebsforschungsagentur IARC die Beweiskraft dafür, dass Obst und Gemüse Tumore verhindern können, schon 2003 als »begrenzt« bewertet. Der World Cancer Research Fund, ein weltweites Netzwerk der nationalen Krebsgesellschaften, hatte 1997 die Beweislage für die schützende Wirkung noch als »überzeugend« bezeichnet. 2007 stufte jedoch auch diese Organisation ihre Einschätzung zurück, weil es keine wissenschaftlichen Belege dafür gab.

Die Ergebnisse aus den frühen, methodisch oft schwachen Untersuchungen wurden viel zu optimistisch interpretiert, hat der Ernährungsexperte Walter Willett von der Harvard University festgestellt. Die marginalen Effekte auf die Krebsvorbeugung in gründlichen Studien würden demnach allein keinen Aufruf zu einer Ernährung mit mehr Obst und Gemüse rechtfertigen.

Dass es dennoch tendenziell gesünder ist, mehr Obst und Gemüse als fettes Fleisch zu essen, bezweifeln Wissenschaftler indes nicht. Diese Form der Ernährung schont das weltweite Klima und die Blutgefäße, zögert die Erderwärmung wie den Herztod heraus. In der Untersuchung von 2010 erlitten aus der Gruppe derjenigen, die mindestens fünfmal am Tag Obst oder Gemüse aßen, 30 Prozent weniger Teilnehmer einen Herzinfarkt oder Schlaganfall als jene, die nur ein- oder zweimal am Tag Frisches zu sich nahmen.

Den Blutdruck senkt eine Kost mit vielen pflanzlichen Anteilen ebenfalls. Dick wird man mit einer hauptsächlich auf Obst und Gemüse beruhenden Diät auch nicht so schnell. Wer aber damit rechnet, mit Äpfeln, Brokkoli, Rot- oder Rosenkohl einen Tumorschutz zu sich zu nehmen, der hat sich getäuscht.

Der Mythos von der gesunden Ernährung

Etliche Menschen unterliegen der Illusion, sich gesund ernähren zu können – und es zu sollen. Dies gilt besonders für Kranke. Wer Krebs hat oder einen krebskranken Angehörigen, der kennt das. Kaum ist die Diagnose gestellt und der erste Therapiezyklus vorbei, werden von wohlmeinenden Freunden Bücher an die Patienten verschenkt. In diesen Ratgebern ist der Kampf gegen den Krebs ganz einfach: Himbeeren räumen mit Tumorzellen auf, Brokkoli verhindert Wucherungen und Grüner Tee Metastasen. Ingwer, Soja und Curry erledigen den Rest. Wer Pech hat, dem unterstellen seine Nächsten gar, er habe es seiner Ernährung zu verdanken, dass der Krebs ausgebrochen ist – der Kranke als Opfer seines Handelns.

Und die Forschung? Auf den ersten Blick sind sich fast alle Wissenschaftler irgendwie einig. Sie können beeindruckend viele Zahlen und Tabellen auffahren. Hier eine Statistik, da noch eine Extrapolation. Wäre ja auch blöd, wenn man jahrelang ein Thema erforscht und einen Zusammenhang vermutet und dann nicht viel dabei herauskommt. Bis Rudolf Kaaks dann den Satz sagt, der das Problem auf den Punkt bringt: »Es ist keine exakte Wissenschaft, die wir hier betreiben.«

Der gebürtige Holländer beschäftigt sich seit mehr als 25 Jahren mit dem Zusammenhang von Ernährung und Krebs und ist Studienleiter der weltweit größten Untersuchung in diesem Bereich. Im Rahmen der EPIC-Studie wurden europaweit mehr als 500.000 Menschen und ihre Ernährungsgewohnheiten unter die Lupe genommen, um herauszufinden, ob das, was die Leute essen, auch damit zu tun hat, ob sie krank werden. Allein aus Deutschland haben mehr als 53.000 Teilnehmer an der Studie teilgenommen.

Man tritt Kaaks wohl nicht zu nahe, wenn man ein paar Widersprüche in seiner Argumentation beschreibt. Der Mann weiß um die Schwächen vieler Untersuchungen zu Ernährung und Krebs und sagt dann Sätze wie: »Man könnte auch die Zahl der Autos in einem Land mit der Krebsrate korrelieren und würde vermutlich einen Zusammenhang herstellen können – aber was beweist das schon?« Kurz darauf zeigt er dann Hochrechnungen und Erhebungen, die belegen sollen, dass zumindest die – relativ seltenen – Tumore der Gebärmutterschleimhaut, der Speiseröhre und der Bauchspeicheldrüse häufiger bei Menschen vorkommen, die stark übergewichtig sind. Auch Brustkrebs nach den Wechseljahren sei bei Frauen mit erheblicher Fettleibigkeit häufiger.

»Ich glaube schon, dass man hier von einem Zusammenhang reden kann«, sagt Kaaks. Mit dem Glauben ist das so eine Sache in der Wissenschaft. Dass ein Krebs des Dick- und Enddarms häufiger bei Menschen vorkommt, die viel rotes Fleisch essen – und seltener bei jenen, die Fisch, Geflügel und wenig Fleisch bevorzugen –, glauben viele Forscher. Aber wissen sie es auch sicher? So viele Fragen sind noch ungelöst: Warum bekommen beispielsweise Frauen in Japan vergleichsweise selten Brustkrebs, aber wenn sie nach Hawaii oder Kalifornien auswandern, ist der Anteil jener plötzlich größer, die einen Tumor bekommen. »Es muss doch etwas in Lebensstil oder Umwelt geben, was diese Unterschiede erklärt«, sagt Kaaks, und es klingt fast beschwörend.

Otmar Wiestler ist von weniger Zweifeln geplagt. Er ist Vorstandsvorsitzender des Deutschen Krebsforschungszentrums (DKFZ) in Heidelberg und einer der mächtigsten Wissenschaftsmanager im Lande. Und manchmal betätigt er sich als Orakel. »Es gibt einen erstaunlichen Zusammenhang von Fehlernährung und Überernährung und einer signifikant erhöhten Rate von Krebserkrankungen, besonders im Magen-Darm-Trakt«, ist Wiestler überzeugt. »Und ich sage Ihnen voraus, dass dieser Einfluss noch zunehmen wird.«

Woher weiß er das? Hatte nicht Rudolf Kaaks gerade gesagt, wie wenig manchmal vom angeblichen Zusammenhang zwischen Ernährung und Krebs übrigbleibt? Nämlich »keinerlei Beziehung, nullkommanull«, wenn es beispielsweise um den vermuteten Krebsschutz durch Obst und Gemüse geht. Die pflanzenbetonte Kost könne das Krebsrisiko um 50 Prozent verringern, hieß es vor zehn Jahren. »Das wurde extrem propagiert mit der *5 am Tag*-Kampagne«, sagt Kaaks und zeigt Poster, auf denen Zucchini und anderes Gemüse in eindeutiger Stellung für diese spezielle Form der Tutti-Frutti-Krebsvorsorge werben.

Sollte man sich hier nicht vielleicht endlich an das Diktum von Gerd Antes erinnern, dem Leiter des Deutschen Cochrane-Zentrums in Freiburg, das die Qualität medizinischer Studien kritisch unter die Lupe nimmt. Antes ist ein nüchterner Mann, alles andere als polemisch veranlagt. »Die Ernährungswissenschaften sind in einer bemitleidenswerten Lage«, sagte Antes schon vor Jahren. »Studien in diesem Bereich sind von vielen unbekannten oder kaum messbaren Einflüssen abhängig. Deswegen gibt es auch immer wieder völlig widersprüchliche Ergebnisse in der Ernährungsforschung.«

Denn wer wollte sich schon ein Urteil darüber anmaßen, ob der – sagen wir: vor Fußpilz schützende – Effekt von Marmelade tatsächlich auf den süßen Brotaufstrich zurückzuführen ist. Oder doch darauf, dass Marmelade-Liebhaber entspannter, hautrobuster und weniger empfindlich sind oder vielleicht lieber saure Gurken verspeisen, deren Auswirkungen auf Infektionen der unteren Extremität noch nicht ausreichend untersucht worden sind?

Warum Ernährungswissenschaftler gerne das glauben wollen, was sie schon länger vermuten, kann man spüren, wenn man Clarissa Gerhäuser zuhört. Sie erforscht am DKFZ, welche Rolle Ernährung und Epigenetik in der Krebsentstehung spielen. Die Epigenetik ist ein relativ junger Forschungszweig, der untersucht, wie Umwelteinflüsse dazu beitragen, dass genetische Information im Erbgut aktiviert oder gehemmt wird. Gerhäuser verweist auf »Hunderte von Studien«, in denen vermeintlich gezeigt wurde, wie Inhaltsstoffe von Grünem Tee, schwarzen Himbeeren, Brokkoli, Soja, Äpfeln, Wein und etlichen anderen Lebensmitteln, die auf eine Karriere als angebliche

Gesundmacher zurückblicken können, allerlei molekulare Wunderdinge in der Krebsabwehr verrichten.

Zwar schränkt Gerhäuser ein, warum diese Befunde mit Vorsicht zu genießen sind: »Hier wurde im Labor getestet, nicht im richtigen Leben«, sagt sie. »Man hat Reinstoffe untersucht, aber nicht Mischformen der Substanzen, wie sie in Lebensmitteln nun mal vorhanden sind.« Die Wissenschaftlerin nennt weitere Tricks und Täuschungsmanöver im Labor, die mehr Wirkung suggerieren, als vorhanden ist: »Zudem wird oft eine hohe Dosis verwendet, manchmal um das Hundertfache höher als die kleine Menge, die wir im Körper nachweisen können, wenn wir einmal in der Woche Brokkoli essen. Schon kleinste Veränderungen an der DNA werden dann überinterpretiert.« In ihrer Schlussfolgerung ist Gerhäuser eindeutig – und eigentlich könnte man es dabei bewenden lassen: »Wir haben versucht, die Studien zum angeblichen Krebsschutz durch Obst und Gemüse zu wiederholen, aber die Ergebnisse lassen sich nur schwer reproduzieren.«

Wenn Clarissa Gerhäuser dann tiefer in ihre Forschungsmaterie eintaucht, ist man doch wieder irritiert. Sie spricht von »überzeugenden Hinweisen«, erklärt »plausible Mechanismen« und erkennt eine »umgekehrte Korrelation« zwischen manchen Ernährungsweisen und Krebs. Wie beispielsweise die

DNA-Methylierung aktiviert wird oder die Acetylierung der Histone, das können Forscher inzwischen beeindruckend genau nachvollziehen. Allein im Brokkoli findet sich mit Sulphoraphan ein populäres Antioxidans, das in Dutzenden Zellkultur- und Tierversuchsstudien eine hemmende Wirkung auf Krebszellen gehabt hat.

Das heißt aber noch lange nicht, dass es auch den Menschen hilft. Keine klinische Studie hat bisher einen therapeutischen Nutzen von Sulphoraphan belegen können – was Geschäftemacher nicht davon abhält, die Substanz zu 50 Euro für 30 Gramm auf den Markt zu bringen. Mit der Hoffnung Gesunder lässt sich bereits viel Geld verdienen. Mit der von Krebskranken noch viel mehr.

Ähnliches gilt für die Isoflavone im Soja oder für die Catechine im Grünen Tee, darunter das besonders populäre Epigallocatechingallat: Zwar haben Menschen, die sich nach der fettarmen, sojareichen asiatischen Ernährung richten, seltener Brust-, Prostata- und Darmkrebs als die Bewohner Europas und Nordamerikas. Den Urgrund dafür in einem bestimmten Lebensmittel oder dessen Inhaltsstoffen zu identifizieren, gelang aber bisher trotz etlicher Versuche nicht.

Was meint Clarissa Gerhäuser dann, wenn sie von »überzeugenden Hinweisen« spricht? Hier sind allein die epigenetischen Mechanismen gemeint, die sie in Zellkultur oder Tierversuch beobachten kann. Nur: Diese Phänomene sind zwar vielleicht spannend für die Wissenschaft, Bedeutung für die Menschen und ihre Ernährung haben sie aber bisher nicht. Zu groß ist der Unterschied zwischen Mensch und – beispielsweise einem genetisch auf die Entstehung von Tumoren hin gezüchteten – Labortier. Zu oft haben Studien an Zellen oder isolierten Geweben beeindruckende Ergebnisse erbracht, aber nicht das halten können, was sie versprachen.

Der Popularität von fragwürdigen Diätratgebern für Krebskranke tut das jedoch keinen Abbruch. Fast jedes Früchtchen wurde schon als potenzieller Heilsbringer gefeiert. Und in der Hoffnung, die schwere Krankheit zu vermeiden oder gar doch noch besiegen zu können, und oft auch auf der Suche nach einem Grund für das Leiden werden die Diätfibeln gekauft und verschenkt. Kranken vermitteln sie die falsche Illusion, wieder gesund zu werden, wenn sie nur das Richtige essen. Wissenschaftler würden Kranken einen großen Dienst erweisen, wenn sie ihre Forschungsergebnisse in aller Bescheidenheit richtig einordnen und sich öffentlich nur dann zu heiklen Themen wie Ernährung und Krebs äußern, wenn sie tatsächlich relevante Befunde für Patienten vorzuweisen haben.

Der Terror der Gesundesser – wie *Low-Fat* krank macht

Gesundheitsapostel wird es irritieren. Wer schon zum Frühstück deftige Hausmannskost bevorzugt, wird sich hingegen bestätigt fühlen und gleich eine Portion Schinken und Eier in die Pfanne hauen: Weniger Fett im Essen führt nicht zu weniger Krankheiten. Offenbar ist es für die Gesundheit gleichgültig, ob der Fettanteil in der Nahrung satte 40 oder doch nur magere 20 Prozent beträgt.

Low-Fat war in den 1970er- und 1980er-Jahren ein Schlachtruf, der sofort jedem einleuchtete. Klang ja auch logisch: Weniger Fett in der Nahrung führt zu weniger Fett an Bauch und Hüften. Für die Lebensmittelindustrie war das Motto ein Segen. Sie konnte künftig auf jeden Joghurtbecher, auf jede Wurstverpackung und jede Milchtüte den Aufkleber drucken, wie fettreduziert und gesund das neue Produkt war.

Und der Verbraucher nahm den Ablasshandel mit dem inneren Schweinehund gerne an: Wenn ich *Low-Fat*-Produkte kaufe, kann ich umso ungehemmter zuschlagen und damit alle anderen Diätsünden wettmachen. Seit Ende der 1970er-Jahre nahm die *Low-Fat*-Bewegung ihren Lauf durch die westlichen Industrienationen. Die Bilanz fällt eindeutig aus: Seitdem haben typische Wohlstandsleiden wie Herzinfarkt und Schlaganfall wie auch Übergewicht kontinuierlich zugenommen. Erst in den vergangenen zehn Jahren, nachdem erkannt wurde, wie fragwürdig die *Low-Fat*-Empfehlungen sind, gehen auch die Herzkreislaufleiden wieder etwas zurück.

Wahrscheinlich müsste man die Ernährungswissenschaften abschaffen und die Menschen endlich in Ruhe essen lassen, worauf sie Lust haben. Denn die permanenten Empfehlungen, sich gesünder zu ernähren, machen die Menschen nur kränker. »Viele Empfehlungen zur öffentlichen Gesundheitsvorsorge und gesunden Ernährung sind schließlich nicht wissenschaftlich fundiert«, bemängelt Paul Marantz, ein führender Gesundheitsexperte aus New York. »Solange man keine Beweise dafür hat, dass etwas schädlich oder nützlich ist, besteht der beste Ernährungsratschlag darin, keine Ernährungsratschläge zu befolgen.«

In den USA werden vom Gesundheits- und Landwirtschaftsministerium Ernährungsrichtlinien veröffentlicht. In Deutschland gibt es zahlreiche Empfehlungen von Ministerien, Fachgesellschaften und anderen Institutionen, wie man gesünder isst. Nach Ansicht der New Yorker Forscher haben sich Ernährungsempfehlungen vor allem deswegen verbreitet, weil sie – wenn sie auch nichts nützen – nach allgemeiner Einschätzung wenigstens nicht schaden. »Das ist ein Irrtum«, sagt Paul Marantz, der Hauptautor der Studie. »Denn ironischerweise scheint sich die Botschaft dieser Empfehlungen negativ auf unsere Gesundheit auszuwirken – sie ist für das epidemische Übergewicht in unserer Gesellschaft mitverantwortlich.«

Ein Beweis dafür, dass ihre Vermutung richtig ist, sei der ständig wiederholte Ratschlag, dass fettarme Ernährung gesünder sei. Seit den 1970er-Jahren war in nationalen Richtlinien der USA zum optimalen Essen immer wieder zu lesen, dass der Fettanteil in der Nahrung reduziert werden müsse, um länger und gesünder zu leben. Im Jahr 2000 korrigierte sich das Komitee dann selbst und gab zu, dass die Empfehlungen »wohl unklug« waren. Die *Low-Fat*-Doktrin habe die Menschen glauben lassen, dass sie sich bereits gesund ernähren, wenn sie auf fettarme Produkte achten.

In der Folge sei der Kohlenhydratanteil in der Nahrung immer weiter gestiegen und die US-Amerikaner wie auch die Bewohner anderer Industrieländer seien immer dicker geworden – typische Krankheiten waren die Folge. So leiden seit den 70er-Jahren immer mehr Menschen an Diabetes und Bluthochdruck, was mittelfristig auch wieder zu mehr Herzinfarkten und Schlaganfällen führen würde.

Marantz und seine Kollegen beklagen, dass Ernährungsempfehlungen selten wissenschaftlich belegt seien – und dass Ernährungsforscher oft viel zu wenig über das wissen, was sie zu untersuchen vorgeben. Sie zitieren aus der US-Richtlinie von 1990, wonach weniger als 30 Prozent der Kalorienmenge mit Fett bestritten werden sollten. Nach der Empfehlung folgt jedoch sofort die Einschränkung: »Es gibt unterschiedliche Einschätzungen darüber, welche Empfehlungen die richtigen sind, damit Amerikaner gesund bleiben.«

Tatsächlich sind Ernährungsempfehlungen oft widersprüchlich. Auf der Homepage der Deutschen Gesellschaft für Ernährung (DGE) wird dazu geraten, viel Obst und Gemüse zu essen, wie es die 5 *am Tag*-Kampagne propagiert. »Für konkrete Zufuhrempfehlungen oder Bedarfsangaben fehlen derzeit noch die wissenschaftlichen Grundlagen«, ist ein paar Zeilen weiter zu lesen. 2005 hatten Ernährungsforscher eingestehen müssen, dass der behauptete Schutz vor manchen Krebserkrankungen durch Obst und Gemüse nicht so ausgeprägt sei, wie zuvor behauptet wurde. Es zeigte sich, dass Menschen die mehr Obst und Gemüse aßen, sich auch gesundheitsbewusster verhielten, sodass der Einfluss der Ernährung kaum abgeschätzt werden konnte. Und spätestens seit 2007 ist bekannt, dass auch das »Idealgewicht« aus medizinischer Sicht Unsinn ist. Wer geringes bis mittleres Übergewicht auf die Waage bringt, lebt am längsten und gesündesten.

Man kann nicht mit Gewissheit sagen, welches Essen ungesund ist und welches nicht. Sogar die viel geschmähten Hamburger sind besser als ihr Ruf. Diese Einschätzung stammt nicht von industrieabhängigen Wissenschaftlern, sondern von der Stiftung Warentest: Die strengen Prüfer haben vor ein paar Jahren Burger aus Fast-Food-Restaurants und Supermärkten untersucht, und ihre Testergebnisse sind erstaunlich positiv ausgefallen: Wenn sie nicht täglich verzehrt werden oder gleich mehrere auf einmal, seien die Burger »ordentliche Produkte, auf keinen Fall schlechte Lebensmittel«, so Stiftung Warentest seinerzeit.

Die Ernährungswissenschaften leiten aus ihren unzureichenden und widersprüchlichen Studien mit zahlreichen unbekannten oder kaum messbaren

Einflüssen dennoch immer wieder ab, was gesund ist und was nicht. Was die selbsternannten Ernährungsratgeber allerdings nicht davon abhält, den Menschen vorschreiben zu wollen, was sie zu essen haben.

Wir sind doch keine Kamele!

Trinken, bevor der Durst kommt – was für ein Schwachsinn! Alltagsarchäologen sollen bitte einmal erforschen, wie eine solch absurde Empfehlung eine so unfassbare Karriere machen konnte. Es gibt ein körpereigenes Signal, es nennt sich Durst. Man muss nicht mal besonders sensibel sein, um es zu fühlen. Wer es verspürt, dem vermittelt der Körper, dass er mehr Flüssigkeit braucht. Daraus ließe sich ableiten: Wer Durst hat, der soll trinken. Eigentlich ein ebenso simples wie verlässliches Prinzip. Jahrtausende hat das funktioniert.

Aber wieso einfach, wenn es auch kompliziert geht? In der Sorge, irgendwo zwischen Bushaltestelle und Hörsaal oder zwischen Parkplatz und Büro in eine Dürreperiode zu geraten, wie es sie sonst nur in der Wüste Namib gibt, schleppen unzählige

Menschen – besonders betroffen sind junge Frauen – überall Trinkbehältnisse im Nuckelflaschenformat mit sich herum, an denen sie ständig saugen. Der Mensch hängt an der Dauerinfusion.

Das ist zum einen eine ästhetische Verschandelung des Soziallebens, aber leider haben solche falschen Vorschriften auch schon erste Opfer gefordert. Denn da auch Hobbysportlern ständig eingeredet wird, zu trinken, bevor der Durst kommt, bewässern sie sich vor Marathonveranstaltungen oder Stadtläufen, als ob sie einen Kamelhöcker zu füllen hätten. Haben die meisten Menschen aber nicht. Die gefährliche Folge: Sie verdünnen ihr Blut so sehr, dass dort die Konzentration an Natrium, Kalium und anderen lebenswichtigen Elektrolyten sinkt. Im harmlosen Falle drohen Unwohlsein, Schwindel, Ohnmacht und Kopfweh. Leider gab es sogar schon Todesfälle durch Herzrhythmusstörungen beim Marathon – und als Ursache konnte zweifelsfrei eine zu starke Blutverdünnung durch Überwässerung festgestellt werden.

An diesem Beispiel zeigt sich, dass schlechte Gebote und falsche Vorschriften nicht nur auf dem Mist der Pharmaindustrie und der Medizinlobby wachsen können. Die Lebensmittel- und Getränkeindustrie mischt auch kräftig mit – und manchmal entspringen sie einfach dem ungesunden Menschenverstand.

Weg mit den Diätvorschriften

Vorweg eine Durchsage, die hoffentlich viele diätgeplagte Menschen entlastet: Es gibt keine Diät, die tatsächlich hält, was sie verspricht. Keine. **Keine.** Außerdem leben nicht die Menschen mit vermeintlichem Idealgewicht am längsten und gesündesten, sondern jene mit leichtem Übergewicht – wie ich schon sagte.

Wer trotzdem abnehmen möchte, kommt um die Erkenntnis nicht herum, dass nur mit zwei Methoden das Gewicht dauerhaft reduziert werden kann: weniger essen oder mehr Energie verbrauchen; am besten wirkt beides zusammen. Es ist die gute alte *Friss die Hälfte*-Regel oder, wer es vornehmer will, *Hara Hachi Bu*. Das ist japanisch, wird von den langlebigen Inselbewohnern Okinawas praktiziert und bedeutet: Iss nur so viel, bis du dich zu 80 Prozent satt fühlst.

Es ist auch völlig egal, wann am Tag die Kalorien aufgenommen werden. Entscheidend ist die Gesamtmenge. Es gibt keine Tages- oder Nachtzeit, zu der das Essen besonders ansetzt. Abends aufs Essen zu verzichten (*Dinner cancelling*) bringt nicht etwas, weil dann am Abend keine Nahrung zugeführt wird, sondern nur wenn die tägliche Energiezufuhr dadurch reduziert wird. Man kann genausogut das Mittagessen weglassen. Sinnvoller wäre es allerdings, die Menge aller Mahlzeiten etwas zu reduzieren, wenn man abnehmen möchte. Dass die abendliche Askese nichts bringt außer sozialen Spannungen mit seinen Liebsten, zeigt auch das Essverhalten in den Mittelmeerländern. Die Menschen in Italien, Spanien und Frankreich essen abends besonders viel und frühstücken kaum. Und dennoch sind sie im Durchschnitt schlanker und gesünder als die Deutschen. Und die Franzosen gelten sogar als Weltmeister in Sachen Herzgesundheit.

Bis auf die FDH-Regel und eine dauerhafte Lebensumstellung, bei der mehr Energie verbraucht als aufgenommen wird, haben sich alle anderen Diäten und Schlankheitskuren als unseriös oder nicht praktikabel erwiesen – manche sogar als gefährlich, etwa wenn Appetitzügler mit Quellstoffen in der Speiseröhre stecken bleiben oder – weiter unten – zu Darmverschluss führen. Manche Diäten setzen nur auf

Fleisch, andere auf Grünzeug. Beide Extreme sind ungesund.

Bisher galt kohlenhydratreiche Kost mit geringen Anteilen von Fett und Eiweiß als gesundheitsfördernd. Seriöse Untersuchungen, die das belegen, gibt es kaum. Etliche Untersuchungen haben allerdings diese Vorstellung über die optimale Verteilung der Nahrungsbestandteile durcheinander gebracht: Die als ungesund geltende Protein-Diät und die Fett-Diät schnitten häufig sogar besser ab als die Kohlenhydrat-Mast – und die *Low-Fat*-Diäten brachten anders als erwartet keine Vorteile für Herz und Kreislauf.

Wenn übergewichtige Menschen abnehmen wollen, es nicht schaffen und immer wieder ihr Gewicht zu reduzieren versuchen, verbessern sie damit auch nicht zwangsläufig ihre Gesundheit. Allein der Versuch, immer wieder abzunehmen, kann auf Dauer ungesünder sein, als wenn Übergewichtige ihr Gewicht halten oder sogar noch ein wenig zulegen.

Wer immer wieder erfolglos abnimmt und seine mühsam abgehungerten Kilos schnell wieder drauf hat, muss nicht nur mit der Frustration, sondern auch mit einem anderen Phänomen kämpfen. Der Jojo-Effekt ist deutlich ungesünder, als dauerhaft zu viele Kilos auf den Rippen herumzutragen oder sogar noch zuzulegen. Zudem nehmen Menschen, die mehrmals derartige Schwankungen ihres Gewichts durchgemacht haben, in der Folge immer schneller zu.

Forscher haben die Daten von fast 3.000 Menschen untersucht, die in einem Zeitraum von 25 Jahren immer wieder zu ihrem Gesundheitsverhalten und etwaigen Diätabsichten befragt wurden und ihre Körpermaße angaben. Langfristig zeigte sich, dass unter den Dicken, die abnehmen wollten, mehr Menschen starben als unter den Übergewichtigen, denen ihr Gewicht egal war. Selbst in der Gruppe, die kein Gewicht abnehmen wollte, hatten diejenigen, die abnahmen, ein höheres Risiko, früher zu sterben. Die Forscher schlossen daraus, dass der Körper während einer Diät auch Schaden nehmen kann.

Abnehmen gelingt nur mit einer Umstellung des Alltags, bei der weniger Kalorien aufgenommen oder mehr verbraucht werden. Am besten gelingt dies, wenn mit der dezenteren Ernährung auch mehr Bewegung in den Tagesablauf integriert wird. Allerdings wird sich bei einem neu begonnenen Sportprogramm fast immer ein paradoxer Gewichtseffekt einstellen: Wer nach langer Pause wieder oder neu mit Sport beginnt, wird zunächst etwas an Gewicht zulegen. Das gilt auch für Ausdauersportarten, weil in jedem Fall die Masse der Muskulatur zunimmt, auch wenn Fett abgeschmolzen wird. Muskeln sind nun einmal schwerer als Fett. Also nicht wundern: Bei

Sportarten wie Rudern, Schwimmen oder Radfahren steigt das Gewicht kurzfristig an – sogar beim Laufen.

Für Kinder, die abnehmen wollen oder sollen, gilt im Prinzip das Gleiche wie für Erwachsene: Sie nehmen nur ab, wenn sie weniger aufnehmen als sie verbrauchen. Es gibt aber auch ein paar Faktoren im familiären Alltagstrott, die Kinder vor Übergewicht bewahren und erst gar keine Diäten erforderlich machen: regelmäßige Mahlzeiten gemeinsam mit der Familie, ausreichend Schlaf zu festen Zeiten und begrenzter Fernsehkonsum. »Diese drei Formen der Routine schützen auch jene Bevölkerungsschichten vor Übergewicht, die besonders anfällig dafür sind«, sagt Sarah Anderson von der Ohio State University.

Übergewichtige neigen jedoch zu Radikalkuren: Eine Patientin, die so geschwächt war, dass sie ins Krankenhaus eingeliefert werden musste, hatte in einem Monat neun Kilogramm abgenommen. Vier Kilogramm Gewichtsverlust gelten in diesem Zeitraum als Obergrenze – höchstens ein Kilogramm in der Woche. Nachdem sie auf der Intensivstation behandelt wurde, konnte die Patientin nach vier Tagen entlassen werden.

Entschlackung? Es gibt kein Abfluss-Frei für den Körper

Es wäre äußerst verdienstvoll, das Ansehen des ehrenwerten Gewerbes der Installateure und Kanalarbeiter genauer zu untersuchen. Zumindest haben sie einen nicht zu überschätzenden Einfluss auf die Gesellschaft. Anders ist kaum zu erklären, warum sich der Glaube daran, dass man seinen Körper »entschlacken« kann, so hartnäckig hält. Vernunftbegabte Erwachsene traktieren sich mit Einläufen, flößen sich grässlich schmeckende Entschlackungstees, Säfte, Entschlackungspillen und andere abführende Mittel ein und bereiten sich auch spirituell auf die ganz große innere Leere vor.

Nur: Was und wie entschlackt werden soll, bleibt völlig unklar. Angeblich sind Schlacken lästige Abfallprodukte des Stoffwechsels, die sich im Körper ablagern und dort alles Übel dieser Welt hervorrufen können – von Übergewicht, Rheuma, Krebs und etlichen Zivilisationsleiden bis hin zu Gicht. Das Konzept hat allerdings einen Schönheitsfehler: Was unter Entschlackung zu verstehen ist, kann niemand beantworten. Keinem Forscher ist es bisher gelungen, Schlacken im Körper oder im Labor nachzuweisen. Schlacken sind bisher nur aus dem Bergbau, genauer: aus der Erzverhüttung bekannt.

Millionen Euro werden jährlich mit Tees, Säften und Pulvern zur Entschlackung verdient. Mittel zur Darm- und Gefäßreinigung sind Bestseller. Nun hat der Hang zur Sauberkeit schon viel Unheil in Deutschland angerichtet. Im Körper wäre er gefährlich, manchmal gar tödlich. Den Darm zu reinigen, ist riskant, denn Milliarden Bakterien regeln die Verdauung – und ohne sie könnten wir nicht leben. Man kann Adern und Gekröse auch nicht durchpusten wie ein verstopftes Abflussrohr. So simpel ist das nicht. Auch das Gerede von der Übersäuerung ist Quatsch. Unsere Zellen und Organe schnurren bei ziemlich konstantem PH-Wert vor sich hin. Da muss nichts basisch abgepuffert werden. Einzig die Beutelschneiderei kann einen sauer machen.

»Der Glaube an die Entschlackung ist ein absolutes Steinzeitkonzept«, sagt Martin Reincke, Direktor der Inneren Medizin an der Ludwig-Maximilians-Universität München. »Die einzige Entschlackung, die medizinisch zu empfehlen ist, müsste im Kopf stattfinden – das heißt, sich von dieser Vorstellung zu lösen.« Wenn man als Arzt mit dem Schlauch oder bei Operationen in den Körper sehe, erblicke man ein wunderschönes, funktionsfähiges Verdauungssystem, »von Schlacken kann da keine Rede sein«, sagt Reincke. Auch die Deutsche Gesellschaft für Ernährung (DGE) teilt lapidar mit: »Im Stoffwechsel des Menschen fallen keine Schlackenstoffe an. Der Organismus scheidet Endprodukte des Stoffwechsels über Niere, Darm, Lunge oder Haut aus.«

Die Propheten und Nutznießer von Entschlackungskuren stört das kein bisschen. Die bildliche Vorstellung von der Entschlackung scheint so überzeugend zu sein, dass sich damit viel Geld verdienen lässt. Dabei sind weder Darm noch Blutgefäße wie starre Rohre oder Abwasserleitungen beschaffen, die sich durchpusten und reinigen lassen. Der Befehl »Abfluss frei!« mag im heimischen Badezimmer Wirkung zeigen, im Körper funktioniert er nicht.

Im Gegenteil: Der Darm beinhaltet Abermillionen von Zotten, die zur Nahrungs- und Flüssigkeitsaufnahme lebensnotwendig sind. Zudem wird er von Milliarden Bakterien besiedelt, die für Nahrungsaufnahme und Verdauung unverzichtbar sind. Würden mittels rabiater Reinigung die Zotten und Keime entfernt werden, hätte das fatale Folgen. Auch die Blutgefäße sind keine starren Rohre, die sich mit der Zeit wie eine Wasserleitung zusetzen und wieder von innen blankgeputzt werden können. Blutgefäße sind elastisch, können sich weiten und zusammenziehen und so die Menge des Blutflusses regulieren. Zwar können sich in den Blutgefäßen sogenannte »Plaques« bilden. Das sind Ablagerungen aus abgestorbenen Blutzellen und Cholesterinkristallen in den Gefäßen, die verkalken können. Doch auch sie sind nicht mit einem Entschlackungstee oder anderen »reinigenden« Maßnahmen zu entfernen.

Entschlackungsfreunden ist das egal. Der Glaube an die körperliche Reinigung erhöht die Entschlackung zu einer quasi-religiösen Läuterung. Die Vorstellung, sich von schädlichem Ballast zu befreien und sich »von innen heraus« zu säubern, trägt dazu bei, dass sich manche Menschen nach Entschlackungskuren besser und leichter fühlen. Diese seelische Zugabe ist vermutlich das Entscheidende. Leider ist in den meisten Fällen nur der Geldbeutel leichter geworden.

Quälerei mit Fastenkuren

Auch beim Fasten, das seit Jahrhunderten in vielen Religionsgemeinschaften gepflegt wird, ist die innere Reinigung das wichtigste – das Gefühl, sich vollkommen zu entleeren und damit offen für andere Sinneswahrnehmungen zu sein und gleichzeitig einen gesundheitlichen Generalputz zu veranstalten. Dabei kann Fasten aus medizinischer Sicht sogar schaden. Wenn während des Fastens weiterhin wichtige Nahrungsbestandteile zugeführt werden, sind die Risiken zwar gering. Totales Fasten kann jedoch gefährlich werden: Die Nieren sind dann stärker belastet, und Nierensteine bilden sich schneller. Es kann leichter zu Kreislaufstörungen, Herzrhythmusstörungen und Schwindel kommen.

Wer zuvor schon erhöhte Harnsäurewerte im Blut aufweist, kann durch Fasten einen Gichtanfall auslösen. Unterzuckerungen treten häufiger auf, die sich als Zittern, Schwitzen oder Unruhe zeigen. Muskelkrämpfe, Sehstörungen und ein Hexenschuss sind bei komplettem Nahrungsentzug ebenfalls häufiger. Bei hohen Eiweißverlusten während der ersten Fastentage ist der Herzmuskel in Gefahr. Aus diesen Gründen kann totales Fasten nicht empfohlen werden. »Wenn zu lange gefastet wird oder Kinder, Kranke und Normalgewichtige fasten, kann der Angriff auf die Energiereserven gefährlich werden. Auch bei kurzzeitigem Fasten können Probleme auftreten«, warnt die Deutsche Gesellschaft für Ernährung (DGE).

Zudem droht ein kleines, aber lästiges Übel: Fastenfreunde riechen aus dem Mund, weil sich in ihrem Körper übel duftende Ketonkörper bilden, während sie der Nahrung weitgehend entsagen.

Natürlich gibt es Menschen, die sich nach Fastenkuren leichter und befreiter fühlen. Das liegt dann aber vermutlich eher an den Heilserwartungen, die sie hegen, womöglich auch an den durch die Radikalkur bedingten Kreislaufstörungen und Schwindelgefühlen. Eine zeitweise eingeschränkte Gehirndurchblutung kann schon mal euphorische Gefühle auslösen und den Geist trüben, zudem zirkulieren manche Überträgerstoffe länger im Gehirn, weil sich weniger Stoffe bilden können, von denen die Transmitter abgebaut werden. »Fasten ist aber nicht geeignet, um langfristig Gewicht zu verlieren«, sagt Internist und Ernährungsexperte Martin Reincke von der LMU München. »Es hat sogar eine ungünstige Wirkung, den Jojo-Effekt. Die starke Gegenregulation des Körpers führt dazu, dass die Kilos schneller wieder drauf sind.«

Entgiften? Der Körper ist doch keine Sondermülldeponie

Eigentlich machen die Menschen mehrmals täglich klar Schiff mit den überflüssigen Produkten, mit denen ihr Körper nichts mehr anfangen kann. Die Nieren filtern das Blut am Tag mehr als 20mal durch und lassen dann die Reste, die der Stoffwechsel nicht mehr gebrauchen kann, über Blase und Harnröhre abfließen. Und der Darm walkt und knetet und resorbiert und saugt auf mehr als fünf Metern Länge so viel Nährstoffe aus den festen Nahrungsbestandteilen, dass nur noch wenig übrigbleibt. Trotzdem scheinen regelmäßiges Wasserlassen und Stuhlgang vielen Menschen nicht genug der Reste-Entsorgung zu sein.

Etliche Leute halten ihren Körper offenbar für einen Haufen Dreck, der permanent entgiftet und entmüllt werden muss. Sie reden von Giften, Schlacken und Übersäuerung – und das muss natürlich alles raus. Überall kann sich demnach der schädliche Abfall verbergen, noch die versteckteste Ecke im Organismus ist ein Hort für Unrat. Offenbar sind die Zellen und Organe regelmäßig so verseucht wie radioaktiver Sondermüll, sodass nur drastische Radikalkuren Abhilfe schaffen und das Leben retten können.

Welches Selbst- und Körperverständnis dies enthüllt, wäre ein interessanter Fall für Psychologen. Ach, könnten die Menschen sich und ihren Leib doch etwas mehr wertschätzen und liebhaben und anerkennen, dass die Natur alles gut eingerichtet hat und die körpereigene Abfallentsorgung bestens funktioniert und keine zusätzliche Müllabfuhr benötigt!

Besonders absurd wird es, wenn die vom Körper mühsam abgetrennten Abfallstoffe gleich wieder aufgenommen werden – viele Menschen sind schließlich Anhänger der obskuren Urintherapie. Das entsprechende Buch von Carmen Thomas (*Urin – ein ganz besonderer Saft*) hat sich fast eine Million mal verkauft. Verkehrte Welt. Eine rechtschaffene Niere muss sich doch auf den Arm genommen vorkommen, wenn das, was sie mühsam abgepresst und ausgefiltert hat, oben mutwillig wieder reingeschüttet wird.

Leichtes Übergewicht müsste Idealgewicht heißen

Die intellektuelle Oberschicht hat sich neue Abgrenzungsrituale zugelegt. Natürlich erzählt man immer noch gern vom aufwühlenden Konzert oder der letzten Vernissage, aber Menüfolgen und kulinarische Vorlieben sind längst genauso beliebt, um sich der Zugehörigkeit zu einer höheren Schicht und Einkommensklasse zu vergewissern. Allein das connaisseurhafte Geschwätz über Wein ist ein wenig in Verruf geraten, seitdem auch Buchhalter und Diplomingenieure Weinseminare buchen.

Die gespaltene Gesellschaft zeigt sich aber nicht nur daran, ob jemand Fasan statt Fastfood kauft. Wichtig ist nicht nur, was in den Körper hineinkommt, sondern auch, wie der Körper geformt ist. In der Debatte um dicke Deutsche und die Volkskrankheit »Übergewicht« geht es nicht nur um eine Massen-, sondern längst auch um eine Klassenfrage. Im Streben nach Schlankheit verbindet sich die protestantische Verzichtsethik einer aufstrebenden Mittelschicht mit dem gezügelten Genussideal der Toskana-Fraktion. Erlaubt ist, was kulinarisch-kulturell adelt – und auf keinen Fall dick macht.

Das Körpergewicht wird längst als Fetisch verehrt. Abnehmen um jeden Preis. Je schlanker, desto besser. Mit Rationalität hat das nichts mehr zu tun. Dabei ist die Botschaft von Ärzten und Wissenschaftlern in den letzten Jahren ziemlich eindeutig: Menschen mit leichtem bis mittlerem Übergewicht leben länger und werden seltener krank als ihre dürren Zeitgenossen. Leichtes Übergewicht ist aus medizinischer Sicht sogar ideal. Daher sollte man Übergewicht besser in Idealgewicht umbenennen. Oder so irritierende Begriffe wie Ideal- und Normalgewicht endlich ganz aus dem medizinischen Vokabular streichen.

Doch trotz fehlender wissenschaftlicher Beweise werden die Gefahren durch leicht bis mäßig erhöhtes Gewicht von Laien wie Ärzten immer wieder beschworen. Eine gigantische Diät- und Lebensmittelindustrie lebt davon, Menschen ein schlechtes Gewissen und vielfältige Gesundheitsgefahren einzureden. Was Menschen mit Bauchansatz schon lange ahnen, bestätigt inzwischen auch die Wissenschaft:

Die Sterblichkeit ist eher bei Untergewicht und sehr starker Fettleibigkeit erhöht. Wer hingegen geringes bis mittleres Übergewicht auf die Waage bringt, lebt am längsten und ist weniger anfällig für verschiedene Krankheiten. Ausreden wie »schwere Knochen« oder »Veranlagung« sind in Zukunft überflüssig. Die Gefahr, an diversen Leiden zu erkranken, steigt erst mit erheblichem Übergewicht an.

Daher sollten Ärzte endlich Schluss machen mit dem Gerede um die Idealfigur. »Wenn Sie sich gut fühlen, sich einigermaßen regelmäßig bewegen und Ihr Doktor mit den Labor- und Untersuchungsergebnissen zufrieden ist, weiß ich nicht, warum Sie Ihr Gewicht ändern sollten«, sagt der amerikanische Arzt Mitchell Gail und spricht damit eine verschüttete Wahrheit aus, die in der kontroll- und technikgläubigen Medizin nur noch selten zu hören ist.

Ärzte suchen schon lange nach der Formel für das »richtige« Gewicht. Ob jemand tatsächlich ein Gewichtsproblem hat, ist äußerst subjektiv. Um die Einschätzung zu objektivieren, wurden immer wieder Grenzwerte festgelegt. Die Einteilung in Normal- und Idealgewicht nach dem Broca-Index gilt inzwischen als veraltet, ist aber immer noch die gebräuchlichste. Dabei werden von der Größe in Zentimetern hundert abgezogen und ergeben das Normalgewicht. Bei 180 Zentimeter Größe entspräche das 80

Kilogramm. Das Idealgewicht läge um zehn Prozent darunter, in diesem Fall bei 72 Kilogramm.

Mittlerweile wird das Gewicht meistens nach dem Body-Mass-Index (BMI) eingeteilt. Der BMI errechnet sich, indem das Gewicht durch die ins Quadrat genommene Körpergröße (in Metern) geteilt wird. Bei 1,80 Meter Größe und 80 Kilogramm Gewicht liegt der BMI bei 24,7 (80 geteilt durch 1,8 x 1,8). Vier Gewichtskategorien unterscheidet die Weltgesundheitsorganisation: Untergewicht liegt bei einem BMI unter 18,5 vor. Ein BMI zwischen 18,5 und 24,9 gilt als sogenanntes Normal- oder Idealgewicht. Als Übergewicht gelten bereits BMI-Werte im Bereich zwischen 25 und 29,9. Ab einem BMI von 30 ist dann von Adipositas – also Fettleibigkeit – die Rede. Die strengen Maßstäbe, nach denen Übergewicht bereits bei einem BMI von 25 beginnt, wurden erst 1996 von der WHO festgelegt. Als die Nationalen Gesundheitsinstitute der USA (NIH) die neue Definition im Jahr 1998 übernahmen, wurden auf einen Schlag allein 35 Millionen beschwerdefreie Amerikaner zu übergewichtigen Risikoträgern.

Seitdem hat sich die Suche nach versteckten Fetten, zu der Ernährungsexperten wie Politiker immer wieder auffordern, weiter verschärft. Sie ist von gemeiner Doppeldeutigkeit. Sie meint eigentlich das nicht auf Anhieb sichtbare Fett, das sich besonders in der Wurst, aber auch in anderen Nahrungsmitteln versteckt. Man kann darunter aber auch die vielen Dicken verstehen, die sich in der Gesellschaft verbergen und dazu beitragen, dass die Deutschen immer wieder in dem Ruf stehen, die dicksten Europäer zu sein.

Wie wenig aussagekräftig der Body-Mass-Index und ein Grenzwert von 25 sind, zeigen ein paar Beispiele: Für 1,80 Meter Größe läge die Spanne des Übergewichts bereits zwischen 81 und 98 Kilogramm. Etliche schlank aussehende Männer wären demnach bereits übergewichtig. Boxweltmeister Wladimir Klitschko (1,98 Meter Größe, 110 Kilogramm) wäre übergewichtig und würde sogar eher zur Fettleibigkeit als zum Normalgewicht neigen, denn er hat einen BMI von 28,1. Auch Oliver Kahn brachte am Ende seiner aktiven Zeit bei 1,88 Meter Körpergröße 91 Kilogramm auf die Waage und wäre mit einem BMI von 25,7 leicht übergewichtig.

Ein bisschen rund ist gesund

Längst ist Übergewicht zum sozialen Stigma geworden, zum Inbegriff von mangelnder Disziplin und prekärer Lebenslage – dick und doof und arm. Wurden früher auf Jahrmärkten Elefantenmenschen und andere Fehlbildungen zur Schau gestellt, werden heute die Auswüchse des Übergewichts medial vorgeführt und grotesk fettleibige Amerikaner gezeigt oder Dicke, die sich bei ein paar lächerlichen Bewegungsübungen quälen.

Einher geht diese Bloßstellung mit medizinisch verbrämten Warnungen. Dabei ist die ärztliche Botschaft seit Jahren eindeutig: Ein gemütliches kleines Bäuchlein ist gesund. Wer seine *Love handles*, wie das Hüftgold charmant auf Englisch genannt wird, pflegt, kann auch weiterhin herzhaft zubeißen. Umfangreiche Studien haben gezeigt, dass Menschen mit mittlerem Übergewicht länger leben und seltener krank werden als dürre Zeitgenossen. Doch trotz fehlender wissenschaftlicher Beweise werden die angeblichen Gefahren durch leicht erhöhtes Gewicht von Laien wie Ärzten immer wieder beschworen.

2009 hat die Gesundheitswissenschaftlerin Ingrid Mühlhauser 42 umfangreiche und seriöse Studien ausgewertet, in denen der Zusammenhang von Gewicht, Lebensdauer und Krankheit untersucht wurde. Eine solche Meta-Analyse, in der verschiedene Untersuchungen zusammengefasst werden, gilt als besonders aussagekräftig. Demnach sterben Menschen mit Body-Mass-Index (BMI) von 25 bis 29,9 – diese Spanne gilt bereits als Übergewicht – keineswegs früher. Erst bei starkem Übergewicht mit einem BMI von mehr als 30 sind Krankheitsrisiken erhöht und die Menschen werden nicht so alt. Doch auch hier sind die Ergebnisse uneinheitlich, wenngleich es Hinweise dafür gibt, dass bei einem BMI von 30 bis 35 die durchschnittliche Lebenserwartung um zwei bis vier Jahre verkürzt sein kann; bei einem BMI von 40 bis 45 sogar um acht bis zehn Jahre.

Gefahr besteht aber nicht in der Gruppe mit leichtem bis mittlerem Übergewicht. »In den USA verschiebt sich seit den 70er-Jahren der Wert des Körpergewichts mit der besten Lebenserwartung zu höheren BMI-Werten«, schreiben die Autoren um

Mühlhauser. »Heute ist ein BMI um 27 im mittleren Alter mit der geringsten Sterblichkeit verbunden. Im Alter über 70 Jahren geht ein BMI zwischen 27 und 35 mit der geringsten Sterblichkeit einher«, so das Fazit. »Die Sterblichkeit ist nicht bei Übergewicht, sondern bei Untergewicht und Fettleibigkeit erhöht«, lautete auch das Ergebnis einer Studie an 2,3 Millionen US-Bürgern.

Während Diabetes schon bei mäßigem Übergewicht häufiger vorkommt, werden Knochenbrüche mit zunehmendem Gewicht sogar seltener – hier sind die Untergewichtigen besonders gefährdet. Wer mehr auf die Waage bringt, stirbt offenbar auch seltener an Krebs, erst bei starkem Übergewicht gilt dies nicht mehr und einige Tumorarten sind dann häufiger.

Es ist paradox: Die Debatte um das Übergewicht wird mit zunehmender Wucht geführt, obwohl die Gefahren umstritten sind und wohl nur die ganz Dicken mit einem BMI von deutlich über 30 betreffen. Doch sogar in diesem Bereich sind nicht alle gefährdet. Etwa 20 bis 30 Prozent von ihnen weisen ein unauffälliges Risikofaktorenprofil auf und haben wahrscheinlich kein erhöhtes Risiko, früher als ihre Altersgenossen zu sterben.

Von fitten Dicken und schlappen Schlanken

Ärzte wissen schon lange, dass sie vom Gewicht allein nicht auf die Gesundheit ihrer Patienten schließen können. Fitte Dicke sind meist gesünder als schlappe Schlanke. Denn auch Körperbau und Trainingszustand spielen eine Rolle, solche Faktoren werden im BMI aber nicht berücksichtigt. Die Verteilung des Fettgewebes beeinflusst das kardiovaskuläre Risiko ebenfalls. Dick ist nicht gleich dick. Wie groß die Risiken für Herz und Kreislauf für adipöse Menschen sind, ist vielmehr stark davon abhängig, wo sich die überflüssigen Fettreserven angesammelt haben.

Entscheidend ist nicht, ob es sich um Frust- oder Lustspeck handelt. Gefährlich sind vielmehr die Polster um Bauch und Taille. Tief liegender Hüftspeck sowie Depots an Po, Schenkeln oder Oberkörper mögen nicht schön anzuschauen sein. Schädlich für die Gesundheit sind sie aber kaum. Man muss die Apfel- und die Birnenform unterscheiden. Oder auch den Phänotyp Bierbauch, der bei Männern häufiger ist, vom eher weiblichen Rubens-Typ.

Diese unterschiedlichen Muster der Fettverteilung beeinflussen nicht nur die Silhouette des Körpers. Die Apfelform geht mit Fett im Bauch und um die inneren Organe einher. Das subkutane Fett, das sich direkt unter der Haut ansammelt und zumeist zur Birnenform führt, erhöht hingegen das Herzkreislauf-Risiko kaum.

Intraabdominelle Fettansammlungen, wie die Polster im Bauch und um die Bauchorgane herum genannt werden, sind gefährlich, weil dieses Fett sehr stoffwechselaktiv ist, das heißt, es wird schnell mobilisiert und erhöht so das Risiko für viele Krankheiten. Erhöhter Blutdruck, Neigung zur Zuckerkrankheit und Herzkreislauferkrankungen sind eine mögliche Folge übermäßiger Korpulenz.

Das Verhältnis von Taille zu Hüfte hängt ebenfalls damit zusammen, wie stark die Herzkranzgefäße verkalken. Leute, die um den Bauch herum Fettpolster anlegen, weisen mehr atherosklerotische Ablagerungen auf als diejenigen mit einem niedrigeren Verhältnis von Taille zu Hüfte. Die im Englischen so bezeichnete Waist-to-hip-ratio (WHR) beträgt für Frauen idealerweise 0,7 und für Männer 0,9.

Steigt der Wert und damit der Hüftumfang, ist das Risiko für Tumore und Gefäßleiden erhöht und die Fruchtbarkeit sinkt. Bei Teilnehmern mit dem schlechtesten Taille-Hüfte-Verhältnis finden sich mehr als doppelt so oft Kalkablagerungen in den Herzkranzgefäßen als bei jenen mit dem niedrigsten Quotienten. Das Risiko für Verkalkungen der Hauptschlagader ist sogar dreimal so hoch in der Gruppe mit der höchsten WHR.

Das Verhältnis von Taille zu Hüfte sagt mehr aus, als der Body-Mass-Index oder der Taillenumfang allein. Die Taille wird auf Höhe des Bauchnabels gemessen, die Hüfte an der breitesten Stelle des Beckens. Dass Fett unterschiedlich gefährlich ist, erklären Forscher durch dessen variable biologische Aktivität. Rund um die Taille ist es offenbar ständig im Umbau und gibt entzündungsfördernde Eiweißstoffe ab, die Verkalkungen in den Blutgefäßen begünstigen. Das Fett an der Hüfte ist hingegen stoffwechselträge.

Mollige leben länger

Irgendwas stimmt da nicht an den Warnungen vor einer Fettsucht-Epidemie: Die Menschen in den wohlhabenden Ländern sind in den vergangenen Jahrzehnten zwar immer dicker geworden, der Anteil der Herzinfarkte und Schlaganfälle ist im gleichen Zeitraum aber stark zurückgegangen. Die Lebenserwartung steigt, obwohl die Menschen angeblich immer molliger werden.

Amerikanische Forscher werteten Erhebungen aus, die von 1971 bis 2004 mehr als 2,3 Millionen Erwachsene umfassten. Ihr Fazit: Menschen, die nach der WHO-Definition Übergewicht haben, leben sogar am längsten. »Die Sterblichkeit war bei Untergewicht und Fettleibigkeit erhöht«, sagt Katherine Flegal, die Hauptautorin der Studie. »Unter den Übergewichtigen gab es hingegen deutlich weniger Todesfälle als unter den Normalgewichtigen.«

Es gibt keine genaue Erklärung dafür, aber viele plausible Annahmen: Mollige erholen sich anscheinend schneller von Operationen und sind zudem weniger anfällig für Infektionen, und bei manchen Krankheiten ist ihre Prognose schlicht besser. Vielleicht liegt es daran, dass Übergewichtige mehr Nahrungsreserven und Muskelmasse haben. Sie können noch etwas zusetzen. Die Auswertungen der Wissenschaftler haben ergeben, dass die Gesundheitsrisiken frühestens mit einem BMI von 30 ansteigen, nach manchen Berechnungen sogar erst ab einem BMI von 35 – also erst dann, wenn die Menschen richtig dick sind.

Die Diät- und Ernährungsindustrie und mit ihr verbundene Wissenschaftler wehren sich naturgemäß dagegen, dass ein kleiner Hüftring und Bauchansatz gesund sein sollen. Sie sehen leichtes Übergewicht gleichsam als Einstiegsdroge zur Fettleibigkeit und warnen – gerne mit Bildern von unfassbar dicken Amerikanern – vor den Folgen der maßlosen Völlerei. Doch offizielle Stellen reagieren bereits: Die amerikanische Seuchenschutzbehörde CDC hat vor wenigen Jahren die Zahl von 400.000 Todesfällen, die angeblich allein in den USA jedes Jahr auf schlechte Ernährung und Bewegungsmangel zurückzuführen seien, nach unten korrigiert. Nach genauerer Analyse hieß es mittlerweile, dass »nur« etwas mehr als 100.000

Menschen an den Folgen von Völlerei und Passivität sterben.

Viele seriöse Studien zeigen: Von einer »Fettwelle« kann nicht die Rede sein: Das Durchschnittsgewicht der Erwachsenen ist seit Ende der Neunziger kaum gestiegen. Auch dass Kinder immer dicker werden, stimmt nicht. In den USA ist der Anteil dicker Kinder seit Jahren konstant. Auch in Deutschland und anderen europäischen Ländern ist der Anteil übergewichtiger Erstklässler seit einigen Jahren sogar rückläufig. Nach Daten des Robert-Koch-Instituts sind in Deutschland 6,3 Prozent der Drei- bis Siebzehnjährigen adipös, unter den 18- bis 20-Jährigen sind es drei Prozent.

Falsche Schlankheitsideale fordern hingegen deutlich mehr Opfer als ein paar Fettringe: Von den Drei- bis Siebzehnjährigen sind sieben Prozent untergewichtig oder stark untergewichtig. 100.000 Frauen leiden in Deutschland an Magersucht, etwa 15 Prozent von ihnen sterben daran. Die Zahl der Bulimiker liegt bei fast 700.000. Wenn trotzdem nur die Dicken im Mittelpunkt der Aufmerksamkeit stehen, gibt es dafür keine medizinische, sondern eine soziologische Erklärung. Das Gerede über die zunehmende Fettleibigkeit der Deutschen bietet nämlich die Gelegenheit, Vorurteile als Vorsorge zu kaschieren.

Dick und doof – wenn Vorurteile als Vorsorge kaschiert werden

Dass Dummheit dick macht und Bildung schlank hält, war eines der besonders betonten Ergebnisse der *Nationalen Verzehrstudie*. Niedriger sozialer Status erhöhte demzufolge das Risiko für Übergewicht. Der Studie zufolge waren unter Männern mit Hauptschulabschluss fast 75 Prozent übergewichtig oder fettleibig. Männer mit Abitur fielen hingegen nur zu knapp 55 Prozent in diese Gewichtsklasse. Bei den Frauen war der Unterschied noch deutlicher: Während 66 Prozent der Befragten mit Hauptschulabschluss übergewichtig oder fettleibig waren, betrug der Anteil unter Frauen mit Abitur nur knapp 31 Prozent.

Die Studie und die darauf folgende Kampagne hatten ein eindeutiges Ziel: Soziale Unterschiede sollten verfestigt und Dicke als ungesund und unterprivilegiert diffamiert werden. Der Appell an die Vorsorge geht dabei nicht nur mit – wissenschaftlich fragwürdigen – medizinischen Ermahnungen einher, sondern auch mit dem Aufruf, dünner zu sein und sich kultivierter zu benehmen.

»Von wegen Werteverfall«, schreibt der Ernährungspsychologe Christoph Klotter von der Hochschule Fulda. »Die Werte haben sich nur verkörpert.« Längst gelte nicht mehr die liberale Formel des aufgeklärten Absolutismus, wonach jeder nach seiner Fasson glücklich werden könne. Die Möglichkeit zum Glück wird nur dem zugesprochen, der dem Schlankheitsideal entspricht. »Es gibt nur eine Fasson«, so Klotter. »Und die heißt schlank.«

»Die Präventionsprogramme gegen Übergewicht gleichen Kreuzzügen«, sagt der Freiburger Soziologe Ulrich Bröckling. »Ihre Logik ist die der vorauseilenden Säuberung. Gegen welches Übel auch immer angetreten wird, es soll eliminiert werden.« Es wird kaum ein Anlass versäumt, um das Dicksein anzuprangern. Um die Frage, ob die Deutschen durch schlechte Ernährung unnötig ihr Leben verkürzen, geht es längst nicht mehr. Dominant sind moralisierende Appelle. Das in jeder Hinsicht maßlose Prekariat soll in die Schranken verwiesen werden. Den Dicken und Armen soll nicht nur das Ekel-TV abgewöhnt, sondern auch endlich Benimm- und Esskultur beigebracht werden. Mit seinem Aufsatz *Keine Happy Meals für die Unterschicht!* hat der Bremer Sozialwissenschaftler Friedrich Schorb diese Erziehungsmaßnahmen auf den Punkt gebracht.

Die Folge dieser ständig beschriebenen Unterscheidung ist eine gesellschaftliche Spaltung. Die Dicken, das sind, von wenigen Ausnahmen abgesehen, eben auch die Armen und die Dummen. Längst ist ein wohlgeformtes Embonpoint kein Zeichen von Wohlstand und kommoder Fülle mehr, sondern ein sozialer Makel. Der Politik, die diesen Diskurs aufnimmt, geht es nicht um medizinische Notwendigkeiten, sondern um Handlungen mit Symbolcharakter. Aus feinen werden fette Unterschiede.

Zeitschriften und Magazine zeigen immer wieder die gleichen Bilder von Übergewichtigen in Badehose. Das Bild zweier extrem dicker Menschen von hinten auf einem Bootssteg wurde vielfach gedruckt. Wie früher der Elefantenmensch dem Voyeurismus der Öffentlichkeit feilgeboten wurde, so sind es heute Fotos von dicken Kindern, die sich im Sportunterricht quälen, oder von Amerikanern im XXL-Format. Auf den vermischten Seiten finden sich regelmäßig Meldungen über Menschen, die so dick waren, dass sie nicht mehr in die Badewanne, auf den OP-Tisch oder in den Sarg passten – gerne in dieser Reihenfolge, die in einer offenbar zwingenden Steigerung von der körperlichen Verwahrlosung über Krankheit und Siechtum bis hin zum Tod führt.

Deshalb sollen dem Land mit Formeln wie *Fit statt Fett* oder *3.000 Schritte* Beine gemacht werden. Antreiber sind Gesundheitsminister aller politischen Parteien. Aber auch Ernährungswissenschaftler, die gesellschaftliche Aufwertung wittern, machen bei den fragwürdigen Kampagnen mit. Inszeniert wird der Gegensatz zwischen der körperlich wohlgeformten Klasse, die eine gesellschaftliche Vormacht beansprucht, und dem Ernährungsprekariat, das sprachlos ist und in Diätratgebern oder Kochsendungen Trost sucht.

Die Aufgabenverteilung in den Debatten ist klar: Die da oben erklären denen da unten, was und wie sie zu essen haben. Gegenüber stehen sich die – zumeist körperlich wohlgeformte – Klasse, die eine gesellschaftliche Meinungsführerschaft beansprucht, und auf der anderen Seite das Ernährungsprekariat, das meist stimm- und sprachlos ist und in Büchern über erfolglose Diäten wie *Moppel-Ich* Trost sucht. Darüber zu reden, dass Übergewicht und Fast-Food-Konsum in erster Linie ein Schichtenproblem sind, ist Teil der Erziehungsmaßnahme. Erniedrigend aber ist es, dass dicke Menschen durch das endlose Gerede über Gewicht und Gesundheit permanent vermittelt bekommen, dass es nicht in Ordnung ist, so wie sie sind.

Das dicke Ende: Der Anteil Übergewichtiger stagniert

Sie sind das Maskottchen jeder Debatte über Ernährung, Übergewicht und Diäten. Ohne die Bilder von dicken US-Bürgern in XXL-Shorts, die vor Fett kaum laufen können, wird keine Magazingeschichte über die weltweite Seuche Übergewicht illustriert. Die ikonographische Verwendung der superdicken Amerikaner soll vor allem eines deutlich machen: Dort sind die Menschen bereits heillos aus den Fugen geraten – und auch bei uns wird es immer schlimmer. Das Problem an der dick aufgetragenen Geschichte: Wissenschaftlich lässt es sich nicht mehr halten, dass immer mehr Amerikaner immer dicker werden. Denn der Anteil der Übergewichtigen in den USA und auch im Rest der Welt nimmt nicht mehr oder nur noch geringfügig zu.

Katherine Flegal vom Nationalen Zentrum für Gesundheitsstatistik in Hyattsville hat die Zahlen zum Gewicht der Amerikaner analysiert. Darunter waren repräsentative Daten von 4.000 Kleinkindern, Kindern und Jugendlichen sowie von 5.555 Erwachsenen. Demnach gehörten in den USA 9,5 Prozent der Kinder und 18 Prozent der Jugendlichen zur Gruppe der stark Adipösen. Dieser Anteil ist in den vergangenen Jahren ziemlich konstant geblieben. Und für Deutschland gibt es ähnliche Zahlen: Seit 2004 ist der Trend rückläufig; die Grundschüler werden nicht mehr dicker.

Unter den erwachsenen Amerikanern galten 33,8 Prozent als adipös und 68 Prozent als übergewichtig oder adipös. Diese Daten zeigen im Vergleich zu den Erhebungen von 1999 bei Frauen keine Veränderungen und bei Männern nur einen geringfügig größeren Anteil an Wohlbeleibten. Ein viel größerer Anstieg war hingegen in den 70er- und 80er-Jahren zu beobachten. »Unsere Daten zeigen, dass sich dieser Trend besonders bei Frauen, aber wohl auch bei Männern nicht weiter fortsetzt«, sagt Flegal.

Schlank und diszipliniert – die feinen Unterschiede

In einer Gesellschaft, in der theoretisch jeder genug zu essen hat, zeugt es von Disziplin, Eigenverantwortung und Leistungswillen, schlank zu bleiben. »Viele Leute denken heutzutage, wer einen Herzinfarkt hatte, muss sich vorher der Völlerei und Liederlichkeit hingegeben haben«, sagt der New Yorker Ernährungsforscher Paul Marantz und wählt ein drastisches Bild. »Wenn sich jemand einen Cheeseburger an die Lippen hält, ist das mittlerweile moralisch gleichbedeutend damit, jemandem eine Pistole an die Schläfe zu setzen.«

Der Herzinfarkt hat parallel zu dieser Entwicklung an gesellschaftlicher Achtung verloren. Galt er früher als Heldentod der Führungskräfte, die sich in ihrer Leitungsfunktion aufgerieben haben, bleibt heute denen das Herz stehen, die die Ernährungs- und Fitnesswelle verschlafen haben. Der Politik, die diesen Diskurs aufnimmt, geht es nicht um medizinische Notwendigkeiten, denn die sind nur bei den extrem Übergewichtigen – und viel mehr noch bei den stark Untergewichtigen – gegeben, sondern um Handlungen mit Symbolcharakter.

Dadurch werden in der Gesellschaft »die feinen Unterschiede«, wie der französische Soziologe Pierre Bourdieu in seinem gleichnamigen Bestseller von 1987 die Versuche ästhetischer Abgrenzung genannt hat, weiter vertieft. Bei Bourdieu waren es die Einrichtung, die Zeitschriften und Bücher, die man seinen Gästen präsentierte. Heute sind es Menüfolgen oder erlesene Nahrungsmittel, die den Unterschied ausmachen. Es zählt mehr, beim Sternekoch einen Tisch zu reservieren als im Bus zum Phantom der Oper zu fahren.

Gewichtsgegensätze verfestigen Klassengegensätze. Das hat absurde Folgen: Die einen erörtern beim passenden Wein zur Vorspeise ihre Erfahrungen mit Trennkost, die anderen machen sich eine Tiefkühlpizza warm, während sie fasziniert die fremde Welt der Koch-Shows im Fernsehen betrachten, in der die Nahrungszubereitung als exotisches Kunsthandwerk zelebriert wird. Während das Essen im Alltag an kultureller Bedeutung verliert und für Lebensmittel seit Jahren immer weniger vom Gesamteinkommen aufgewendet wird, wird das Kochen inszeniert. Kein Buchsegment boomt – neben Diätfibeln – so wie das der Kochbücher. Mit der Art, wie man über Essen redet und sich beim Essen in Szene setzt, lässt sich gesellschaftlicher Distinktionsgewinn erzielen, wie es Soziologen nennen.

Die meisten Ernährungsempfehlungen sind wissenschaftlich zwar kaum zu belegen. Doch um die Frage, ob die Deutschen ungesund essen und das überflüssige Fett tatsächlich ihr Leben verkürzt, geht es in der Ernährungsdiskussion auch nur vordergründig. Die medizinisch-wissenschaftlichen Debatten darüber, was gesund ist und was nicht, sind längst untrennbar verbunden mit moralisierenden und pädagogischen Appellen. Die in jeder Hinsicht maßlose Unterschicht soll diszipliniert werden. Nach wertkonservativen Maßstäben heißt das, den Dicken, Armen und Nichtprivilegierten nicht nur das Trash-TV abzugewöhnen, sondern ihnen auch endlich Esskultur beizubringen.

Statt eines Nachworts: Weitere Reizthemen gibt es genug

Es gibt viele Bereiche in der Medizin, in denen in erster Linie Vorurteile und Mythen darüber bestimmen, ob eine Untersuchung oder Behandlung empfohlen wird oder nicht. Das gilt selbst für die vermeintlich durch ihren Wissenspanzer abgesicherte Schulmedizin. Beispiel Krebsvorsorge: Dass die Früherkennung von Krebs sinnvoll ist, wurde lange Zeit nicht infrage gestellt. Inzwischen ist das Thema unter Ärzten wie Laien umstritten. Die Debatte ist ähnlich ideologisch überfrachtet wie der Streit um Homöopathie, Handystrahlen oder alternative Heilverfahren. Befürworter des Krebs-Screenings argumentieren mit dem Dreischritt: früher erkannt, schneller behandelt, länger leben. Zudem würde der Rückgang vieler Krebsarten in den wohlhabenden Nationen für den

Erfolg der Screening-Programme sprechen. Wenn es so einfach wäre! Kritiker verweisen auf den hohen Anteil übersehener Tumore sowie auf Fehlalarme, bei denen eine aggressive Therapie unnötigerweise eingeleitet wird. In diesem Fall führt vermeintliche Vorsorge nur dazu, dass die Sorgen vorverlegt werden.

Vor einiger Zeit berichteten Forscher über die Sterblichkeit an Brustkrebs in den vergangenen Jahrzehnten. Die Wissenschaftler hatten paarweise Regionen in Europa miteinander verglichen, in denen es in einem Landesteil Mammographie-Screening gibt, während es in einem anderen später eingeführt wurde. Überraschendes Ergebnis: In allen Studienregionen ging der Anteil an Brustkrebs deutlich zurück. Der Rückgang verstärkte sich jedoch nicht von dem Zeitpunkt an, zu dem in einem Land die Reihenuntersuchung begonnen wurde. »Obwohl das Mammographie-Screening zu unterschiedlichen Zeiten begonnen wurde, sank die Sterblichkeit an Brustkrebs gleichbleibend. Das spricht dafür, dass es nicht direkt am Screening liegt, wenn weniger Frauen an dem Tumor sterben«, schreiben die Autoren. »Verbesserte Therapien und eine effizientere Nutzung der Gesundheitssysteme sind eine plausiblere Erklärung.«

Die Forscher hatten Länder miteinander verglichen, in denen die Risiken für Krebs, aber auch Bildung und Wohlstand und das Gesundheitswesen ähnlich waren. In Schweden begann das landesweite Mammographie-Screening 1986, in Norwegen 1996. Trotzdem betrug der Rückgang der Brustkrebsfälle in Schweden 16 Prozent, in Norwegen hingegen 24 Prozent. In den Niederlanden wurde das Screening 1989 eingeführt, in Belgien 2001. Der Unterschied war nicht aussagekräftig. In Nordirland begann die Reihenuntersuchung auf Brustkrebs 1990, in Irland 2000. Auch in diesen beiden Vergleichsregionen war der Unterschied nicht statistisch signifikant. In keinem der sechs untersuchten Länder ließ sich in den Folgejahren des Screening-Beginns ein stärkerer Rückgang der Todesfälle durch Brustkrebs beobachten. Dieser erfreuliche Trend begann vielmehr bereits vor oder kurz nach Einführung des Screenings – und kann daher nicht auf diese zurückgeführt werden.

Auch bei der Früherkennung von Prostatakrebs zeigt sich, dass nicht jede ärztliche Empfehlung gesund ist. Um dies zu verstehen, muss man grundsätzlich werden: Reihenuntersuchungen zur Früherkennung von Krebs sind heikel: Gesunde unterziehen sich einer Untersuchung, ohne Beschwerden oder einen anderen Anlass zu haben. Anschließend bekommen sie womöglich mitgeteilt, dass in ihrem Körper ein Tumor wächst. Leider begünstigt eine frühe Diagnose nicht automatisch die Aussicht auf Heilung. Häufig kann Krebs, auch wenn er frühzeitig entdeckt wird, trotzdem nicht so behandelt werden, dass sich Prognose und Lebensqualität der Betroffenen verbessern. In anderen Fällen werden Tumore entdeckt, die nie auffällig geworden wären und nie Beschwerden verursacht hätten. Mit immer besseren technischen Möglichkeiten werden immer mehr Abweichungen von fragwürdiger Relevanz entdeckt. Ärzte haben für diesen Trend in der Medizin längst den Begriff Überdiagnose geprägt.

Ein typisches Beispiel für die Gefahr von Überdiagnosen ist das PSA-Screening auf Prostata-Krebs. PSA steht für prostataspezifisches Antigen. Die Menge dieses Eiweißes kann im Blut erhöht sein, wenn ein Tumor wächst – allerdings auch bei Entzündungen, nach Radtouren oder nach dem Sex. Weil der PSA-Wert ebenso unspezifisch wie unzuverlässig ist, zieht er oft weitere Untersuchungen nach sich, etwa die Gewebeentnahme aus der Prostata. Das Problem daran: Werden ein erhöhter PSA-Wert und Krebsnester in der Prostata festgestellt, folgen weitere diagnostische und therapeutische Schritte womöglich bis hin zu Operationen, die Impotenz und Inkontinenz zur Folge haben können. Dabei ist ungewiss, ob der entdeckte Krebs je Beschwerden verursacht hätte, denn Tumore der Prostata wachsen zumeist extrem langsam. Zwar hat die Hälfte aller 80-Jährigen Tumorzellen in der Prostata – sie sterben jedoch in der Mehrzahl mit und nicht an dem Krebs.

Jedes Screening deckt zwar ein paar Krebsfälle auf. Diesen steht jedoch eine große Gruppe Männer gegenüber, bei denen klinisch bedeutungslose Veränderungen festgestellt werden. Da die Messmethode ungenau ist und bisher nicht bewiesen werden konnte, dass PSA-Screening Todesfälle verhindert oder hinauszögert, erstatten Krankenkassen den etwa 30 Euro teuren Test in Deutschland nicht. Viele Urologen halten dennoch am jährlichen PSA-Test fest. David Crawford von der Universität Colorado gibt die Einstellung etlicher Urologen wieder: »Viele von uns glauben, dass Früherkennung Leben rettet, doch der Beweis fehlt.«

Womöglich ist sogar das Gegenteil der Fall, und die Untersuchungen machen die Menschen kränker: Vermehrte Früherkennung von Prostatakrebs führt schließlich dazu, dass Tumore eingeschlossen werden, die zu Lebzeiten nie entdeckt würden und die, wenn sie entdeckt werden, eine ausgezeichnete Prognose haben. Auf diese Weise werden Gesunde zu Krebspatienten gemacht. Die vermeintlich besseren Überlebenschancen beruhen auf statistischer Augenwischerei: Wird fortgeschrittener, unheilbarer Krebs zwei Jahre früher erkannt, überlebt man ihn rechnerisch gesehen zwar auch zwei Jahre länger. Man stirbt aber trotzdem nicht später. Solche Diagnosen haben zumeist keine therapeutische Konsequenz und führen nur dazu, dass Patienten früher von ihrem Schicksal wissen.

Wie der Einzelne mit dieser Unsicherheit umgeht, ist seine Sache. Manche Leute wollen trotz des fragwürdigen Nutzens der Tests jede Untersuchung ausschöpfen, und das ist ihr gutes Recht. Wer aber zweifelnde, zögerliche Menschen dazu überreden will, zur Früherkennung zu gehen, dem sollte man entgegnen: Schluss jetzt, aufhören, ich will das nicht.

Aber nicht nur in der sogenannten Schulmedizin wird viel Unfug getrieben. Absurder argumentiert wird häufig in dem Bereich, der sich als sanft, natürlich und nebenwirkungsfrei geriert. Adorno hat eigentlich alles Notwendige zu einer solchen Haltung gesagt: »Das zetert über Materialismus. Aber den Astralleib wollen sie wiegen. Die Objekte ihres Interesses sollen zugleich die Möglichkeit von Erfahrung übersteigen und erfahren werden.« Nehmen wir die Homöopathie, was für ein Schabernack! Aber alle Aufklärung nutzt nichts. Kürzlich hatten sich erst wieder fünfzehn Mitglieder des *Vereins für kritisches Denken* in der Innenstadt von Zürich zur »Massenvergiftung« versammelt. Das bedeutet: Sie schluckten typische homöopathische Wirkstoffe, darunter auch Tollkirsche, Quecksilber und Eisenhut, allerdings in millionenfacher Überdosis, verglichen mit der Menge, die ein Homöopath verordnen würde. Ähnliche Aktionen fanden bereits in London und Paris statt. Auch in der Talkshow von Sandra Maischberger würgte unlängst eine Homöopathie-Kritikerin eine Flasche Globuli hinunter. Die Botschaft solcher Einlagen: »Auch zu viel von nichts bleibt nichts.«

Verdünnung ist ein Grundprinzip der Homöopathie. Ein Tropfen Koffein zum Beispiel und 99 Tropfen Wasser ergeben das, was Experten ein Centisemal nennen, also hundert Teile. Wird ein Tropfen dieses Centisemals wiederum mit 99 Tropfen Wasser vermischt, ergibt sich ein Zwei-Centisemal, kurz C2. In Deutschland hat sich die D-Skala eingebürgert, verdünnt wird jeweils um den Faktor 10. C2 entspricht D4, also einem Koffeingehalt von 0,01 Prozent. Bei C3, gleichbedeutend mit D6, beträgt der Koffeinanteil nur noch 0,0001 Prozent, bei C4 beziehungsweise D8 entsprechend 0,000001 Prozent. Von einer Dosierung von D24 (oder C12) an enthalten die Lösungen kein einziges Molekül mehr. Homöopathen verschreiben dennoch gerne mal D60-Dosierungen. Geschüttelt, nicht gerührt.

Durch die Dynamisierung – wie der Verdünnungsprozess häufig genannt wird – werde die Trägersubstanz, in der Regel Wasser, Alkohol oder Milchzucker, mit Heilkraft aufgeladen, so die originelle Argumentation. Nur wo kommt die denn bitte her? Gleichzeitig verliere der pflanzliche Wirkstoff unerwünschte

Nebenwirkungen. Kritiker vergleichen die verdünnten Lösungen und Globuli gern mit Tanklastwagen voller Wasser oder auch mit dem Atlantik, dem ein Tropfen Rosenöl zugefügt wird. Darf man Homöopathen eigentlich als Quacksalber bezeichnen?

Freunde macht man sich damit jedenfalls nicht. In Umfragen befürworten regelmäßig siebzig Prozent der Deutschen alternative Methoden wie die Homöopathie oder geben an, gute Erfahrungen damit gemacht zu haben. Dass Kranke sich subjektiv besser fühlen, wenn sie Mittel einnehmen, an die sie glauben, wird auch von Homöopathie-Gegnern nicht bestritten. Hoffnung, Zuversicht und positive Erwartungen sind machtvolle Therapeutika, die gute Ärzte zu nutzen wissen; nach der Medikamentengabe, aber auch im vertrauensvollen Gespräch verstärkt der sogenannte Placeboeffekt die erwünschte Wirkung und trägt zur Genesung oder Schmerzlinderung bei. Für negative Gefühle und Erwartungen gilt umgekehrt: Wer nicht damit rechnet, dass ihm eine Tablette oder Infusion hilft, oder gar vermutet, dass die Krankheit sowieso den schlimmsten Verlauf nimmt, der hat oft auch schlechtere Aussichten auf Heilung und einen geringeren Therapieerfolg.

Doch die sogenannte »sprechende Medizin«, das Gespräch mit dem Patienten, wird schlecht honoriert. Je nach Facharztrichtung und Bundesland sind dafür

13 bis 23 Euro in den Honorarkatalogen der Ärzte vorgesehen. Homöopathen und Heilpraktiker berechnen für ihre Anteilnahme oft dreistellige Beträge, die von vielen Patienten auch bereitwillig gezahlt werden, weil sie sich gut aufgehoben fühlen. Was viel kostet, muss schließlich auch gut sein.

Unzählige Studien, Kommentare und Zeitungsartikel, die den Mitteln jede Wirkung absprachen, vermögen daran nichts zu ändern. Dafür berufen sich Homöopathen gerne auf Einzelfallbeobachtungen – aus wissenschaftlicher Sicht sind sie nicht das Papier wert, auf dem sie gedruckt sind. Andere Wissenschaftler sind angesichts der erfolglosen Studien über Homöopathie so genervt, dass sie fordern, die Forschung dazu bitte schön einzustellen. Eine Methode, die dermaßen gegen die Naturgesetze verstößt – kein Molekül ist vorhanden, es soll aber trotzdem wirken – dürfe nicht weiter wissenschaftlich untersucht werden. Es würde ja auch kein Forscher ernsthaft der Frage nachgehen, ob Giraffen aus eigener Kraft zum Mond fliegen können.

Das Prinzip, aus seltsamen Einzelbeobachtungen auf eine geheimnisvolle Heilkraft zu schließen, gilt für viele Verfahren aus dem Bereich der alternativen Medizin. Das Grundmuster klingt dann so: »Nach zwei Stunden fing die Haut an zu brennen. Dann bildete sich eine handflächengroße Blase, unter der sich trübe Flüssigkeit ansammelte.« 16 Stunden dauerte die Tortur. So lange blieb das peinigende Pflaster auf dem Rücken des Patienten kleben. »Je trüber der Inhalt und je größer die Blase, desto größer der Erfolg«, sagt Thomas Rampp, Oberarzt in der Abteilung für Naturheilkunde und Integrative Medizin an der Universität Duisburg-Essen. Am Ende der Behandlung wurde die Blase entweder punktiert und abgesaugt oder die Oberhaut komplett abgelöst, sodass der blassgelbe Inhalt abfließen konnte.

»Wir erzeugen Verbrennungen zweiten Grades mit Canthariden-Pflastern«, sagt Rampp. Das Reizgift Cantharidin ist ein Inhaltsstoff der *Spanischen Fliege*, die keine Fliege, sondern ein Käfer ist. In Essen wurden 28 Patienten, die an einer chronischen Verengung des Wirbelkanals im Lendenbereich leiden, mit dem aggressiven Pflaster behandelt. Angeblich ließ bei den Kranken mit dem chronischen Rückenleiden zwei Wochen lang der subjektiv empfundene Schmerz nach. Wie es den Patienten nach zwei Monaten oder einem Jahr ging, »haben wir natürlich nicht verfolgt«, sagt Rampp. Ob die Patienten mit Wirbelkanalstenose längere Strecken gehen konnten – ein entscheidendes Kriterium für ihre Lebensqualität und den Erfolg der Therapie –, wurde auch nicht untersucht.

Wozu auch? Der Vertrauensvorschuss, den die Naturheilkunde wie alle komplementärmedizinischen

Verfahren in Deutschland genießt, ist ungebrochen. Die Begeisterung für alles, was sich nach sanft, grün und dem Gegenteil von böser Schulmedizin anhört, steigt sogar noch. Es ist offenbar egal, dass Naturheilkundler Gift und Galle einsetzen, Homöopathen mit Arsen und Quecksilber hantieren. Alles so schön sanft hier.

Da die Liebe zur vermeintlich natürlichen Medizin und der Misstrauensvorschuss gegenüber der als kühlen Apparatemedizin verunglimpften konventionellen Heilkunde so groß sind, müssen die Kräuterfexe, Steinheiler, Naturapostel und Kügelchendreher ihr Tun auch kaum rechtfertigen. »Ausleitende Verfahren« wie mit Cantharidin-Gift habe bereits Hippokrates (460 bis 370 v. Chr.) theoretisch fundiert, erklärt Rampp, denn der Heilgrieche habe behauptet, »dass keine zwei Krankheiten zur gleichen Zeit da sein könnten«. Und auf den brandaktuellen Experten Paracelsus (1493 bis 1541) gehe die These zurück, dass »nur der den Namen Arzt verdiene, der mit Canthariden-Pflaster Gicht heilen könne«.

Keine zwei Leiden gleichzeitig – was für ein Mumpitz. Bei Millionen Diabetikern sind außerdem die Gefäße verkalkt und die Augen geschädigt. Krebskranke können einen Infarkt oder Schlaganfall bekommen. Wer Rheuma hat, leidet manchmal auch unter Grippe oder Fußpilz. Aber diese Widersprüche, eine dünne Datenbasis mit gerade mal zwei Dutzend Cantharidin-Probanden, die trotz eines langwierigen Leidens nur zwei Wochen untersucht werden und eine abenteuerliche Theorie von der »Gegenwirkung« und der »artifiziellen Krise«, die angeblich zur Genesung führen soll, scheren weder Heiler noch Patienten – im Gegenteil, sie werden, wie in diesem Fall, sogar vor staunendem Publikum auf einem Kongress in Berlin vorgestellt. Ähnlich mager sind bisher die wissenschaftlichen Beweise zur Wirksamkeit von Bach-Blüten und all den anderen »alternativen« Heilverfahren. Dafür betonen ihre Vertreter auffällig oft, wie sich die Verfahren abrechnen lassen.

Trotzdem gilt es fast als spießig, Homöopathen und co. nach wissenschaftlicher Evidenz oder methodischer Genauigkeit zu fragen. Wer heilt, hat recht. Du musst dich nur darauf einlassen. Das Lagerdenken überwinden. Es gibt auch andere Weltbilder – und sowieso mehr zwischen Himmel und Erde, als Eure Schulweisheit sich träumen lässt. Gut gebrüllt, Löwe. Mit diesem Plattitüden-Hausschatz an Zitaten lässt sich jeder Blödsinn rechtfertigen.

Wo wir schon in dieser »sanften« Ecke sind: Es gibt tatsächlich viele fragwürdige Verfahren in der akademischen Medizin, aber wie beispielsweise gegen Impfungen argumentiert wird, das ist schon ein beleidigend niedriges Niveau. Die Mythen gegen Impfungen lassen sich in Deutschland offenbar genauso schwer ausrotten wie die Krankheiten selbst: Manche Eltern und fahrlässige Kinderärzte glauben beispielsweise, es sei besser, die Krankheit »durchzumachen« als geimpft zu werden. Um in den vermeintlichen Nutzen einer Infektion zu kommen, veranstalten sie »Masern-Partys«. Ein anderer Irrglaube besteht darin, dass eine Krankheit wie Masern harmlos sei. Impfungen werden hingegen schreckliche Komplikationen nachgesagt. So hält sich hartnäckig das Gerücht, neben anderen Nebenwirkungen würden geimpfte Kinder Schwangere anstecken und später häufiger an Autismus oder der Darmentzündung Morbus Crohn erkranken.

Diese vermeintlichen Alltagsweisheiten haben gemeinsam, dass sie falsch sind und auf fehlerhaften Untersuchungen beruhen oder frei erfunden sind. Selbstverständlich möchten Eltern ihre Kinder am Anfang schützen. Da sind sie wohl besonders empfänglich für schlechte Nachrichten über Impfschäden. Doch die Impfung ist ungleich harmloser als die Erkrankung. Früher konnte es nach etwa jeder 100.000 Impfung zu einer Hirnentzündung kommen. Seit einigen Jahren wird jedoch ein neuer Impfstoff in Deutschland verwendet, der noch sicherer ist und mit noch weniger Zwischenfällen einhergeht.

Als übertriebene Panikmache und Fälschung entpuppte sich auch die Behauptung, die Impfung gegen

Masern, Mumps und Röteln könne Autismus oder die Darmentzündung Morbus Crohn auslösen. Die »Studie«, in der dies 1998 suggeriert wurde, war methodisch völlig fehlerhaft und manipulativ und beruhte auf der Untersuchung von nur zwölf Kindern, die zudem bereits vor der Impfung an Autismus oder Morbus Crohn erkrankt waren. Später zeigte sich zudem, dass der Arzt, der den vermeintlichen Zusammenhang beschrieb, mehr als 55.000 Pfund von den Eltern einer Initiative autismuskranker Kinder erhalten hatte, die verzweifelt nach einer Erklärung für das Leiden ihres Nachwuchses suchten. Der Arzt gilt als einer der größten Fälscher in der Wissenschaftsgeschichte, er erhielt Berufsverbot, als der Fall bekannt wurde.

Dass Masern keine harmlose Kinderkrankheit sind, hat sich leider immer wieder bestätigt. Ein fünfjähriger Junge aus Bielefeld, der als Kleinkind Masern hatte, erkrankte vor einigen Jahren an der gefährlichen Spätkomplikation SSPE. Die Abkürzung steht für Subakute sklerosierende Panenzephalitis und bedeutet so viel wie Entzündung des gesamten Gehirns. Die SSPE tritt fünf bis zehn Jahre nach einer Maserninfektion auf. Sie kommt zwar in Deutschland nur fünf- bis zehnmal im Jahr vor, verläuft aber immer tödlich. Zuerst sind die Kinder verhaltensauffällig und ihre Leistungen lassen nach. Dann werden sie von epileptischen Anfällen und Muskelkrämpfen geschüttelt, bis sie ins Koma fallen, aus dem sie nicht mehr erwachen.

Andere Komplikationen der Masern sind weitaus häufiger. Bei jeder 500. bis jeder 2.000. Infektion tritt schon nach wenigen Wochen eine Enzephalitis auf. Diese Form der Hirnentzündung verläuft zu 30 Prozent tödlich, 20 Prozent der Betroffenen müssen mit bleibenden Schäden rechnen. Noch häufiger sind Lungenentzündungen und Mittelohrentzündungen, die auf eine Masernerkrankung folgen können. Trotzdem weigern sich viele Eltern, ihre Kinder impfen zu lassen. »Dass man die Krankheit durchgemacht hat, können nur diejenigen sagen, die ohne Schaden davongekommen sind«, sagt Reinhard Berner, Leitender Oberarzt der Universitätskinderklinik Freiburg. Masern-Partys findet Detlef Kunze, Vorsitzender des Ärztlichen Kreis- und Bezirksverbandes München, fast kriminell: »Ärzte, die Eltern dazu raten, machen Kunstfehler.«

Aber auch vermeintlich harmlosere Themen werden von Überzeugungstätern gerne mit Verve vorgebracht. Beispiel: der Schlaf vor Mitternacht. Wenn Napoleon recht hatte, sind die meisten Menschen Idioten: »Vier Stunden schläft der Mann, fünf die Frau, sechs ein Idiot«, soll er gesagt haben. Von sich behauptete der Kaiser, kaum Schlaf zu brauchen. Doch seinen Mittagsschlaf hielt der Eroberer heimlich oder er war tagsüber so übermüdet, dass er im Sattel einschlief. Der Franzosenherrscher hat etliche Nachahmer gefunden. Menschen entziehen sich freiwillig dem Schlaf, durch Schichtarbeit und Jetlag sabotieren sie ihre physiologischen Rhythmen. Eine ganze Gesellschaft ist überarbeitet und übermüdet.

Dabei ist längst belegt, wie erholsam Schlaf ist. »Zu wenig Schlaf macht alt und ruiniert die Gesundheit«, sagt der Schlafforscher Jürgen Zulley. Schlafmangel schwächt Immunabwehr, Wundheilung und macht anfällig für verstopfte Gefäße und gestörte Verdauung. Die Wahrscheinlichkeit für eine Erkältung verdreifacht sich, wenn Probanden zu wenig schlafen. Schlaf stärkt das Gedächtnis: Inhalte, die man am Tag aufgenommen hat, werden durchgearbeitet. »Schlafmangel macht müde und dumm«, sagt Zulley. Während belegt ist, dass zu wenig Schlaf dick machen kann, spricht wenig dafür, dass sich Fettleibige mit ausreichend Schlaf eine Diät sparen können. Schlank im Schlaf? Träum weiter.

Wie man schlafen soll, allein oder zu zweit? Gute Frage. Frauen erholen sich besser, wenn sie getrennt schlafen, Männer schlafen hingegen tiefer, wenn sie Gesellschaft haben. Die Erholung versauen kann auch zwanghaft geplanter Schlaf. Jede Abweichung von der Norm gilt mittlerweile als krankhaft. Verschiedenen Erhebungen zufolge gehen die Menschen in Mitteleuropa um 23.04 Uhr ins Bett und wachen sieben Stunden und 14 Minuten später – das heißt um 6.18 Uhr – wieder auf. Wer diesem Schlafideal stetig nacheifert, hat Chancen, erst recht schlecht zu schlafen. Denn der Schlaf vor Mitternacht gilt als besonders kostbar. Dabei gilt das nur eingeschränkt. Wer um 22 Uhr ins Bett geht, erlebt die Phase des erholsamsten Schlafes tatsächlich vor Mitternacht; ein abweichender Rhythmus führt zum bleiernen Gefühl am Morgen. Wer allerdings gewöhnt ist, um ein Uhr ins Bett zu gehen, hat seine tiefste Schlafphase zwischen ein und drei Uhr nachts. Und die ist genauso gesund wie die vor Mitternacht, wenn dies der regelmäßige Schlafrhythmus ist. Ungesund sind häufige Wechsel, etwa bei Schichtarbeitern.

Zu langer Schlaf kann der Gesundheit allerdings auch schaden. Die Anfälligkeit für Krankheiten ist bei mehr als acht Stunden Schlaf täglich erhöht. Befragungen von Millionen Testpersonen zeigen, dass ausdauernde Langschläfer sich wenig Gutes tun. Das Gefühl von Abgeschlagenheit, das Langschläfer kennen, mindert die Widerstandsfähigkeit gegen Stress und Krankheiten. Wer lange in den Kissen bleibt, ist nicht nur nicht gesünder – es gibt auch keinen Beleg dafür, dass Langschläfer bessere Laune oder mehr

Lebensfreude haben als jene, die sich früh aus den Federn quälen. Zudem leiden Langschläfer öfter unter Stimmungsschwankungen.

Mit dem Glauben an Zahlen und Studien ist man leider auch nicht gegen falsche Empfehlungen gewappnet oder vor Missverständnissen geschützt. Man muss sie deuten können – sonst kann Statistik sogar tödlich sein. Zumindest, wenn sie falsch verstanden oder dargestellt wird. 1995 warnte die britische Arzneimittelbehörde davor, dass Antibabypillen der dritten Generation das Risiko für Thrombosen verdoppeln könnten – verdoppeln bedeutet einen Anstieg um 100 Prozent. Daraufhin erhielten 190.000 britische Hausärzte einen Warnbrief. Außerdem wurden Gesundheitsbehörden und Apotheker über das Risiko informiert. Die Behörde schaltete alarmistische Anzeigen in den großen Zeitungen.

Doch was bedeuteten 100 Prozent in diesem Fall tatsächlich? Die Studien, die den Warnungen zugrunde lagen, hatten gezeigt, dass eine von 7.000 Frauen, die eine Pille der zweiten Generation nahm, eine Thrombose bekam. Unter einer Pille der dritten Generation bekamen zwei von 7.000 Frauen eine Thrombose. Die Veränderung von eins auf zwei kann man als Steigerung um 100 Prozent bezeichnen. Man kann aber auch sagen, das Zusatzrisiko ist zu vernachlässigen.

In England passierte das Gegenteil. Die neue Angst vor der Pille hatte dramatische Konsequenzen. Zigtausende Frauen setzten die Pille ab, auch wenn sie gar keine Pille der dritten Generation nahmen. Plötzlich war jede Antibabypille suspekt. Im Folgejahr kam es in Großbritannien zu 13.000 zusätzlichen Abtreibungen aufgrund ungewollter Schwangerschaften. Die Zahl der Teenager-Schwangerschaften der unter 16-Jährigen stieg um 800 an. Tragischerweise gehen sowohl Abtreibungen als auch Schwangerschaften mit einem erhöhten Thromboserisiko einher, das um ein Vielfaches größer ist als jenes durch Einnahme der Pille. Das traurige Fazit: In Großbritannien kamen mehr Frauen zu Schaden, weil sie die Pille absetzten, als wenn sie weiter verhütet hätten wie bisher.

Was lernen wir aus alledem, um mal altmodisch zu fragen. Bei den meisten Empfehlungen und Ratschlägen geht es immer auch darum, anderen Vorschriften zu machen und ihnen zu sagen, wo es lang geht. Auch wenn der Weg gar nicht klar ist oder in eine Sackgasse führt.

Und warum fallen wir so oft auf falsche Propheten herein? Es ist so herrlich, das eigene Gewissen zu beruhigen. Dabei machen wir es uns damit unnötig schwer. Viele Appelle zur Lebensänderung setzen bei einer kompletten Lebensänderung an. Es ist wie im Räumungsverkauf: Alles neu, alles muss raus. Diese

Devise mag für Teppichlager oder Bekleidungsgeschäfte gelten, die nicht mehr den Geschmack treffen – aber nicht für Menschen. Alles ändern zu wollen, ist erstens Quatsch und zweitens klappt es in den wenigsten Fällen. Und auf Dauer schon mal gar nicht. Von den vielen guten Vorsätzen, die mehr als die Hälfte der Menschen zu Silvester fassen, werden nur acht Prozent umgesetzt. 80 Prozent der Menschen scheitern daran, nur einen einzigen guten Vorsatz in die Tat umzusetzen. 23 Prozent gaben sogar schon in der ersten Woche auf.

Das kann man sich sparen: Neu denken, selbst überlegen, ob das wirklich sein kann. Nicht einfach nur den alten Schmu nachbeten. Und immer fragen: Woher weißt du das? Und dann sagen:

Das kann doch nicht euer Ernst sein.

Es ist wie beim Skat:

Will sehen!

Und wenn dann nichts kommt, ruhig laut schreien:

Der hat ja gar nichts an!

Das gilt natürlich auch für dieses Buch:

Selber denken macht fett.

Inhaltverzeichnis

Einige Passagen dieses Buches sind in stark veränderter Form in der *Süddeutschen Zeitung* erschienen.

Bernd Hontschik

Hippokrates for sale

Von der schleichenden Zerstörung des solidarischen Gesundheitswesens

Wir sind Zeugen der Verwandlung des Gesundheitswesens in eine Gesundheitswirtschaft. Nicht mehr der Kranke ist der Gegenstand der Medizin, der Heilkunst, sondern die Krankheit wird zum Gegenstand eines profitablen Wirtschaftsprogramms. Die Arzt-Patient-Beziehung droht auf dem Altar der Wirtschaftlichkeit geopfert zu werden – der Patient selbst wird zum Störfaktor. Die 35 neuen Kolumnen öffnen uns die Augen, decken Missstände auf und bieten dabei noch reines Lesevergnügen.

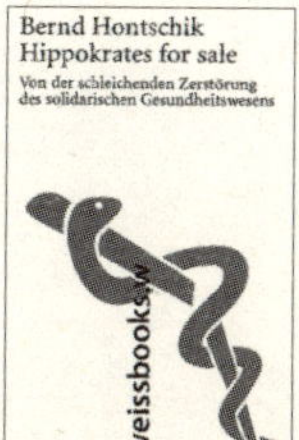

Geb., 121 Seiten
978-3-86337-038-1
Auch als eBook erhältlich
978-3-86337-062-6

weissbooks.com

weissbooks.w

Pia Solèr

Die Weite fühlen

Aufzeichnungen einer Hirtin

Von der Herausforderung, Schafe zu hüten, und von der Distanz zur Welt auf der Alp.

Pia Solèr ist Hirtin. Sie lebt in einem versteckten Tal im schweizerischen Graubünden – mehrere Monate im Jahr allein auf zweieinhalbtausend Meter Höhe, nur mit ihren Schafen und einem Hund. Ans Bücherschreiben hat sie nie gedacht – bis sie einer danach fragte …

»Ein höchst erstaunliches kleines Buch!« *Elke Heidenreich*

»In einer Zeit, wo alle auf irgendwelchen Pilgerwegen sich selbst suchen, ein starkes, persönliches Buch über einen in sich ruhenden Menschen, der eins ist mit Natur und Tieren.« *WDR 4*

»Ein kleines, aber feines Buch, in dem jeder Tag ein Abenteuer ist.« *Die Südostschweiz*

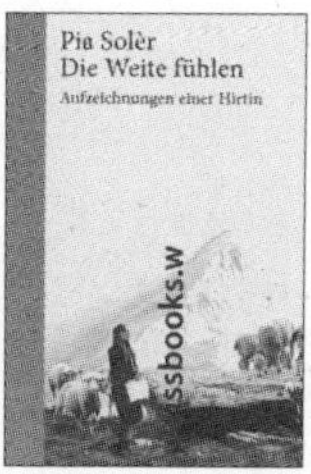

Geb., 123 Seiten
978-3-86337-009-1
Auch als eBook erhältlich
978-3-86337-046-6
weissbooks.com

weissbooks.w

Werner Bartens
Es reicht!
Schluss mit den falschen Vorschriften.
Eine Polemik

Konzept Design
Gottschalk+Ash Int'l

Umschlag
Julia Borgwardt, borgwardt design
unter Verwendung eines Motivs von istockphoto
© appleuzr

© Foto Werner Bartens
Alessandra Schellnegger/Süddeutsche Zeitung

Satz
Anne Mayer-Tasch

Druck und Bindung
Multiprint Ltd., Kostinbrod (Bulg.)

Printed in Bulgaria
Erste Auflage 2014
ISBN 978-3-86337-064-0

Dieses Buch ist auch als eBook erhältlich
ISBN 978-3-86337-059-6

werner-bartens.de
weissbooks.com